守护呼吸道

让孩子不鼻塞　不打鼾　不流鼻涕

钱进 / 著

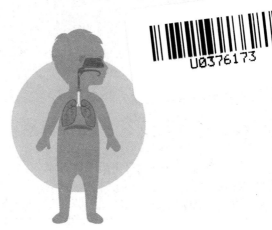

吉林科学技术出版社

图书在版编目（CIP）数据

守护呼吸道 : 让孩子不鼻塞 不打鼾 不流鼻涕 /
钱进著 . -- 长春 : 吉林科学技术出版社，2019.12
ISBN 978-7-5578-4988-7

Ⅰ．①守… Ⅱ．①钱… Ⅲ．①小儿疾病—呼吸系统疾
病—防治 Ⅳ．① R725.6

中国版本图书馆 CIP 数据核字（2018）第 171127 号

SHOUHU HUXIDAO　　RANG HAIZI BU BISE BU DAHAN BU LIUBITI

守护呼吸道　让孩子不鼻塞 不打鼾 不流鼻涕

著　　者	钱　进
出 版 人	宛　霞
责任编辑	孟　波　端金香　穆思蒙
装帧设计	长春美印图文设计有限公司
制　　版	长春美印图文设计有限公司
幅面尺寸	170 mm×240 mm
开　　本	16
印　　张	13.25
印　　数	1—6 000册
版　　次	2019年12月第1版
印　　次	2019年12月第1次印刷

出　　版　吉林科学技术出版社
发　　行　吉林科学技术出版社
地　　址　长春市福祉大路5788号出版大厦A座
邮　　编　130118
发行部电话 / 传真　0431-81629529　81629530　81629531
　　　　　　　　　　81629532　81629533　81629534

储运部电话　0431-86059116
编辑部电话　0431-81629517
印　　刷　吉林省创美堂印刷有限公司

书　　号　ISBN 978-7-5578-4988-7
定　　价　39.90元

前　　言

　　孩子的健康是父母最关心的事情。由于孩子的免疫系统功能尚未健全，对抗病魔的能力不够，所以不可避免地会生病。当孩子生病时，对他的调护措施大多是由父母决定的。然而家长们发现，给孩子吃过药后，很多时候病情并没有得到缓解，甚至有时还会加重。为什么会发生这样的现象呢？

　　家长须知道，孩子生病和我们大人有很大的不同，他们不能清楚地描述自己的症状，大多数都是用"疼""不舒服"来表述，甚至再小点的孩子只能用哭声表达自己的不适，这样一来，家长只能凭借自己对疾病的认识来处理孩子的疾病。

　　但很多情况下，一方面家长缺乏相关的医疗知识，对疾病的认识不全面，常常会凭借一两个症状来推断可能的疾病，因此容易使用错误的治疗方法，延误治疗时机；另一方面，在信息大爆炸背景下，家长们获取医学知识的途径多样化，但这些知识良莠不齐，家长难以辨别哪些是真正有用的知识。

　　作为儿科医生，我希望每一个孩子都能健康快乐地成长，因此我将多年的治病经验记录下来，以期帮助广大家长掌握儿科常见疾病的防治方法，以便更好地呵护孩子的健康，减轻孩子所受的病痛。

　　本书针对孩子成长过程中发生概率最高的几种病症，比如感冒、咳嗽、腹泻、积食、鼻炎等，全面普及疾病发生的原因、详细症状，以及其与不同疾病的区别，并配合真实典型的病例，让家长对儿科疾病能有更深刻的认识。对于父母最关心的治疗方面的问题，我也进行了详细的介绍，如常用的有效治疗方法、通过改变生活方式预防疾病，以及不同疾病的调护措施等。通过阅读此书，可以让家长在孩子生病时做到不盲目、不慌乱、不忽视，帮助孩子更快恢复健康。

随着人们对现代养生的重视，越来越多的父母认识到中医疗法的重要性，但当家长使用网上或电视上学来的中医方法治疗疾病时，效果往往不尽人意，因此有一些家长对中医治疗方式持有怀疑的态度，这是家长对中医的认识过于片面、使用方法不恰当的结果。

本书从中医角度介绍了孩子特殊的生理特点，从孩子的饮食、行为习惯等方面分析了孩子容易得某一种病的原因，让家长能有意识地纠正孩子的不良生活习惯，以减少孩子生病的机会。另外，本书中介绍的中医治疗方法，都是我通过多年临床实践总结出来的，不仅疗效确切，而且容易操作，包括常用的食疗方、简单易行的推拿方法，以及贴耳豆、艾灸等。

我写本书的目的不仅是为了普及中医知识，更是为了让家长学会运用中医方法。书中详细介绍了什么情况下应该使用什么样的方法，以及使用时的注意事项，让家长能够根据自己孩子的特点来选择适合他的治疗方式，避免生搬硬套。

其实并没有天生就会照顾孩子的家长，家长帮助孩子一次次战胜病魔的过程也是家长自己成长的过程。在这个过程中，一两次失误是不可避免的，家长无须过度自责，关键是要从失误中汲取教训，并主动获取相关知识，以便更好地为孩子的健康负责，帮助孩子健康成长。

目　　录

第一章
让孩子远离疾病的方法

· 为什么你的孩子爱生病

孩子是爸爸妈妈的心头肉，孩子一生病，家长最着急。那么孩子为什么这么容易生病呢？相信这是所有家长都关心的问题。家长如果能清楚孩子爱生病的原因，做好相应的预防措施，就可以让孩子免受疾病的困扰。

我们用一句话来解释孩子的生理特点——脏腑娇嫩，形气未充。这句话的意思是：孩子的五脏六腑的形态还没有发育成熟，各项生理功能还不健全，免疫力低，因此容易生病。只有先天肾气的推动加上后天饮食中水谷精微的充养，才能让孩子的脏腑逐渐发育完善。孩子特殊的生理特点也使得孩子的患病类型和患病程度与成人有明显的差异。

孩子为什么会生病？我观察了来门诊看病的孩子，主要归纳为四个原因：先天不足，外邪所伤，乳食失调，情志因素。

先天不足就是从母胎里带来的病，一方面可能是父母遗传，另一方面可能是妈妈在怀孕的时候不太注意，因为饮食、情绪、过劳等因素生病，影响到了胎儿。

孩子不像我们大人，他们不知道根据外面天气的冷热加减衣服，又因为脏腑娇嫩，对风、寒、暑、湿、燥、火六种外邪的防卫能力差，所以很容易被外邪伤害，产生感冒、肺炎等各种肺系疾病。

孩子得病和大人明显不一样的地方是：孩子患脾胃病概率很高，很容易因为饮食因素伤害脾胃。这是因为孩子脾胃尚未发育完全，脾胃功能较弱，无法满足生长发育的需求。同时孩子自制力很差，没有家长的监督很可能吃得过饱，或者孩子挑食，只偏好某一种食物，或者家长添加辅食不当等，这些因素都可能伤害到孩子娇嫩的脾胃，引发很多脾胃疾病，比如腹痛、呕吐、腹泻等。

孩子对外界的认知及反应也不同于大人，最常出现的情绪是惊恐。因为孩子五脏六腑尚不成熟，心神怯懦，很容易被异物或者突然出现的异声惊吓到，损伤心神。心神不安，晚上睡觉时就会夜啼，严重的还可能出现心悸、抽搐等症。若孩子的需求经常得不到满足，经常生气，伤及肝，肝的功能异常，可引起抽搐等症。若父母忙于工作，对孩子缺乏关心，孩子则会思虑过度，伤及脾，出现厌食、腹胀、腹泻等症状。

与生理特点相对应，孩子不仅发病容易，而且传变迅速。孩子是"稚阴稚阳"之体，"稚阴"指的是孩子的气血、津液、五脏六腑还没有发育完全，"稚阳"指的是孩子的生理功能不健全。孩子越小，"稚阴稚阳"表现越突出，孩子的抗病能力越差，所以孩子越小发病越容易，传变越迅速。

孩子发病容易，常因为肺、脾、肾的不足，心、肝的有余。孩子生长发育需要先天肾气的支撑加后天脾胃运化的水谷精微的充养，还需要吸入自然界清气，呼出体内浊气，使得肺、脾、肾不仅要维持正常的生命活动，还需要满足生长发育的需求，导致肺、脾、肾常不足。

肺不足体现在肺防御外邪能力下降，易被外邪伤害，进而影响到肺对气的管理，气升降出入失常，引起感冒、咳嗽等症状。

脾不足表现在脾对水谷的运化能力减弱，水谷不能有效地转化成为气血。气血不足，孩子瘦弱，发育缓慢。脾不能运化则引起呕吐、泄泻、腹胀等疾病。

肾主骨，藏精，关系到孩子脑、头发、骨头、牙齿等生长及性功能的成熟。肾不足则引起小儿五迟、五软等问题。

心、肝有余，指的是心、肝的病理特点。脏腑指的是五脏六腑，包括心、肝。心神不足，肝气不足，容易被病邪侵入。孩子是"纯阳"之体，虽然孩子的阴阳都处于不足的状态，但相较五脏六腑气血津液的发育来说，孩子的生理功能发展更迅速，所以孩子阳气相对多一点。因此孩子受到邪气攻击时容易向热证发展，火热伤及心会生惊，伤于肝会动风，所以心、肝常有余。

孩子的疾病变化发展迅速，很容易从实证转化成虚证，或者是虚证实证皆有。因为孩子"稚阴未长"，阴不足，容易受损，所以不能制约阳，表现出阳亢的热证。又因为孩子"稚阳未充"，所以容易出现阳气虚弱，表现为寒证。孩子得病后传变很快，不单单是某一种证型，常常是虚实、寒热交错出现，因此孩子得病后要及早治疗，等到疾病的性质开始变化时，疾病就变得复杂难治了。

虽说特殊的生理及病理特点使得孩子容易生病，但家长如果能科学合理地喂养及调护，让孩子的五脏六腑尤其是脾胃得到后天的补充，这样孩子对寒热的适应力就会提高，防御病邪的能力也会随之加强，生病的概率也会大大降低。所以说，孩子爱生病，虽然与孩子自身的特点有关，但家长也要从自身找一下原因，看看平时对孩子的养护有没有不恰当的地方，如果有就及时改正。

· 小病虽小，也会"长大"

我们大人经常会感冒，很多人抱着小感冒会自愈的想法，不吃药、不看病，认为忍一忍病就好了。但对待孩子千万要避免这种做法，孩子的小病不能拖，一定要早治疗！

为什么小病不能拖？这里有几个原因，我拿感冒来举例，希望能让家长有更深刻的体会。

第一，早治疗，早康复。大人们可能或多或少有病根，五脏六腑可能有亏损，生病情况一般比较复杂。与大人不同的是，孩子脏腑清灵，生的病比较单一，证型简单，中医治疗只要辨证准确，用药精准，见效很快，所以孩子生了病，早点治疗，身体才可以很快康复。

如果孩子在气候变化的时候调护不当，寒热失常，风寒邪气从孩子的口鼻、皮肤进入身体，就会引起风寒感冒。家长如果摸着孩子身上烫，再一看，孩子有打寒战、打喷嚏、咳嗽、鼻子不通这些表现，很可能就是感冒了。

这时候辨证相对简单，根据孩子的症状，再结合孩子的舌苔、脉象，很容易判断出孩子得了风寒感冒。此时对证给予相应的方子，感冒痊愈的速度很快。

第二，给孩子少用药。孩子用药越少越好，比如抗生素、输液等性偏寒，一些性味具有明显寒热倾向的中药，使用后对孩子有影响。如果疾病能尽早治疗，用的药也能减少，对孩子的影响也能降到最低。

第三，孩子发病容易，传变迅速。孩子的脏腑功能还处于不完善的状态，免疫功能也不健全，所以孩子很容易生病，一生病病情变化也十分迅速，很容易从实证转化为虚证，寒证转化为热证，或者虚实寒热相互错杂，病情就会变得复杂难治。

譬如孩子患了风寒感冒，家长不当回事，或者因为疏忽没有注意到孩子感冒了，病情就会迅速变化。邪气很快入里化热，火热煎熬津液，使津液变成痰，痰在气道中阻碍气机，气机升降被打乱，出现咳嗽、气喘、嗓子里有痰、呼吸音粗大、鼻翼扇动等肺气闭塞的症状，进而发展为肺炎。

这时，肺炎的病位还在肺，没有转移。但如果是比较小的孩子，心没有发育好，心阳不足，病情会迁延到心，损伤心阳，引发心阳虚衰的重症。常见的表现是面色苍白，嘴唇发绀，呼吸困难，精神萎靡，四肢发冷。

热邪如果蔓延到不足的心、肝，心生惊，肝动风，就会出现惊风等急症。孩子高热说胡话，四肢抽搐，两只眼睛向上注视，牙齿紧闭。

所以警示家长小病不要拖，等拖成大病之后，对孩子造成的损伤是不可逆的。

第四，家长对疾病的认知不够清晰。如果家长对疾病不是很了解，孩子生病后，家长对自认为的"小病"的忽视是很可怕的。

就比如过敏性鼻炎往往也有打喷嚏、鼻塞、流清鼻涕这些症状，所以有很多家长把过敏性鼻炎当作感冒对待，这样就会延误最佳治疗时间。

流行性感冒和普通感冒是不一样的，但因为症状相似，所以会被当作普通感冒。普通感冒恢复快，预后较好，流感则会引起病毒性心肌炎。有的家长发现孩子怎么"感冒了"十几天还没好，吃药也没用，直到孩子开始心慌、胸闷、呼吸急促才开始发现不对劲，去医院一查心电图、生化，发现孩子得了病毒性心肌炎。病毒性心肌炎发病很快，病情危急，严重的可能会引起死亡，但如果能进行及时有效的治疗，还是可以得到控制的。

所以父母发现孩子生病时，不论疾病严不严重，都要及早治疗。如果是小病，早治疗可以早点恢复健康，让孩子少受疾病的困扰。如果是家长误以为的"小病"，也能及早发现，将危险扼杀在摇篮中。这其实也是治未病思想的一种表现。但一定要提及的一点是，及早治疗不代表家长可以自己治疗，不要因为误治而给孩子造成更大的损伤。

·中医不是"慢郎中"

现在人们对中医的认识存在很多误区。在很多人眼里，中医就是"慢郎中"，必须调理很长的时间才有效果，其实这个观点是不正确的。

不可否认，中医在治疗慢性病时具有独特的优势，但绝对不是说中医只能看慢性病，也不是说中医治很久看不出效果。中医不是效果慢，如果对疾病的分析、辨证准确，用药精当，效果也是立竿见影的。尤其在我们儿科，小孩子虽然发病容易而且疾病传变较快，但因为孩子的脏腑生机蓬勃，往往疾病也是能被很快治愈的。

如果有中医治疗了很长时间都没有效果的情况出现时，不能立刻认定是中医治不好快病，要仔细分析原因。有可能是因为很多人擅自买中成药给孩子吃，不知道疾病在不同时期，在不同的人身上表现出不同的证型，所以不仅达不到预期的治疗效果，还会带来一些不良反应；有可能是用药的量不准确，祛邪的力量不够；还有可能是辨证不对。

经常有孩子咳嗽，中医治疗了一个月不见好，家长就认为中医是"慢郎中"，起效慢，所以好得慢。然而给孩子一拍片，发现是肺炎。这就是家长对疾病的认识不准确，辨证不到位引起的。所以不管是作为家长，还是作为医生，我们都要认识到这一点：中医不是"慢郎中"，中医可以起效很快，也可以治疗急重症。

中医治疗急重症的案例在历史上有很多记载。外科鼻祖华佗为关羽刮骨疗毒的故事很多人耳熟能详；中医的急救三宝——安宫牛黄丸、紫雪丹和至宝丹，相信大家或多或少都知道；扁鹊曾通过针刺、刮痧治疗突然昏倒、不省人事的"尸厥证"病人；魏晋时候的葛洪也著书记载了推拿治疗急性咽喉痛、急性腹痛的案例；而且现如今很多中药注射剂也已经被广泛运用在临床上了，比如生脉注射液可以大补元气，丹参注射液可以活血化瘀等，还有屠呦呦提取的青蒿素治疗疟疾有奇效。这些案例都告诉大家，中医不是人们心目中的"慢郎中"，中医也可以治急重症。

同样，中医也可以治疗儿科急症。我这里有个小儿急惊风的案例：在一个刚入秋的早上，有个1岁半的孩子，因为早晨刚醒就被妈妈抱出室外，受了点风，过了一小会儿妈妈发现孩子脸上红红的，一摸额头，坏了，发热了，赶紧带过来找我看看情况。等我看到小孩儿的时候，他呼吸特别快，神智已经不是很清醒了，两个眼珠子一直向上看，手脚微微抽搐，摸脉，脉浮缓，舌苔淡白。

这是典型的急惊风的表现，情况十分紧急，我赶紧给孩子的手指的井穴挨个儿放了放血。一般的小孩子都怕针，放血的时候孩子使劲哭，放完血，小孩也哭累了，再拿手摸摸孩子的身体，出了一身汗，然后孩子的呼吸就平稳下来了，也没有再抽搐，摸着孩子的额头也没有那么烫了。井穴在手指、脚趾的末端，是人体经脉阴经和阳经相交接的地方，可以泄热、祛邪、开窍醒神。

然后我再仔细思考孩子得病的情况，结合孩子的舌脉，辨证为太阳经的表证。孩子脏腑娇嫩，防御功能差，不能耐受风寒，孩子突然受到风寒的侵袭后，其身体的阳气、正气就立即来到皮肤表面与风寒邪气做斗争，外在的表现就是开始发热，外邪阻碍了太阳经气血的运行，气机不通，郁而化热，热极生风，导致突然抽搐而发病。

根据症状以及舌脉，我给孩子开了张仲景的桂枝汤，它可以解肌发表、调和营卫，治疗外感风寒引起的表虚证。方子很简单，就五味药——桂枝、芍药、甘草、生姜、大枣，煮药的时候再加入一把粳米。给孩子喝完药后要给孩子盖上被子微发汗。汤药喝完没一会儿，孩子就睡着了，汗出完，热也就退了，第二天孩子就差不多恢复正常了。

在很多病例中，中医治疗都起到了立竿见影的效果，所以家长和医生都要树立中医不是"慢郎中"的观念，认识中医的真正内涵。家长要进一步了解中医，医者要提高辨证用药的水平，努力让中医造福更多的人。

· 治未病，才能让孩子少得病

《黄帝内经》中有这样一句话："上工治未病，不治已病，此之谓也。"这句话的意思是：看到你生病了再治疗不是良医，好的大夫往往是溯本求源，能通过有效的手段来防止疾病的发生。

"治未病"思想对于指导治疗儿科疾病也具有重要意义，主要体现在两方面：

一是"治未病"影响孩子的先天发育。孩子体质的强弱很大一部分取决于先天精气，而先天精气源于父母，"父母强者，生子亦强；父母弱者，生子亦弱"，所以父母在孕育孩子前保持身体健康，母亲在孕育孩子时重视养胎护胎，生下来的孩子就会比较健康，对疾病的免疫力比较强。

二是孩子特殊的生理、病理特点使医生和家长更要注重"治未病"思想。出生后的孩子脏腑娇嫩，形气未充，生理功能不完善，容易被病邪伤害，所以后天的调护对孩子的生长发育也十分重要。而且孩子是"纯阳"之体，具体表现为孩子生机蓬勃、发育迅速，所以在孩子成长时给予适当的保健调理，起效很快，作用也十分明显。因此，"治未病"在保障孩子的健康方面占有重要的地位。家长不要等孩子生病了才急急忙忙往医院跑，应该在"治未病"思想的指导下，重视孩子后天的调养与护理，使孩子元气充足，体格强壮，自身能抵抗疾病的侵袭，从根本上减少孩子得病的机会，这对孩子的生长发育和身心健康都大有好处。

那么家长应该怎么做来达到"未病先防"的目的呢？

首先，家长在孩子没有生病的时候通过调理，增强孩子的体质。比如经常给孩子按摩按摩足三里、中脘、板门等，可以健脾调胃，强身健体，达到保健防病的目的。如果孩子天生容易过敏，不要等过敏发作的时候才想着去治疗，要通过日常坚持不懈的调理，努力改善孩子的过敏体质。可以每天吃点红枣、燕麦、粳米等具有益气、养血、固表作用的食物，防止孩子接触花粉、柳絮等变应原；同时，要做到每天带孩子锻炼身体，长期坚持下来，孩子的过敏体质一定会慢慢改善。值得注意的是，调理不是一朝一夕的事，不要想着三五天就给孩子调理好了，只有坚持才能有好的效果。

其次，家长如果能认清疾病的先兆症状而预知疾病发生，就可以提前采取有效的手段或者找医生及早治疗，控制住疾病的发展，这也是"未病先防"的体现。孩子发热很容易引起惊风，当孩子高热，体温达到39.1℃以上时，家长要提高警惕，仔细观察孩了的神志、表情。如果发现孩子两个眼睛直直地往上看，摸起来四肢冰凉，很有可能是惊风的前兆。这时候家长要及早就医，控制住病情，防止惊风抽搐的发生。

治未病的手段有很多，中医多样化的外治法操作简便、价格低廉，同时又十分有效，包括中药洗浴、小儿推拿、足疗、脐疗、耳穴疗法、艾灸等。比如捏脊、推拿补脾经可以健脾，能够治疗因为脾胃功能弱而引起的厌食、积食、腹泻等。贴三伏贴可以预防孩子咳嗽、哮喘等。除了外治，还可以食补，根据瓜果蔬菜谷肉食物的特性预防疾病。

最后，其实，治未病的内涵不仅是表面意思——防止疾病发生，也可以诠释为：疾病已经发生，预防疾病传变，或者疾病已经康复，预防疾病再发生。因为孩子发病容易，传变迅速，很容易从实证转化为虚证或虚实夹杂，也容易从寒证转化为热证或寒热相兼，所以孩子已经生病时，要及早治疗，把握好有利的时机，祛除邪气，同时保护好孩子的正气，让孩子尽早恢复健康。

在孩子生病的后期，病情已经快康复了，这时候家长也要提高警惕，积极防治，以防疾病加重或复发。例如，孩子感冒发热快恢复正常体温的时候，家长不注意给孩子吃了肉类引起积食，或者家长认为孩子生病后体虚应该补身体，给孩子吃了补药，导致体内生湿生热，造成病情反复。这往往是脾胃也有问题的表现，所以这段时间除了照顾好孩子的起居和饮食外，也要加强对脾胃的调理，健脾、和胃、消食，防止疾病加重。

总之，"治未病"思想穿插在整个孩子的成长过程及疾病的治疗过程中，家长要学会灵活运用"治未病"思想，做到科学有效的调理、防病、治病，孩子就会少生病，父母也能多放心。

·父母懂调理，孩子少生病

通过前面的介绍，我们已经知道了"治未病"思想的重要性。家长如果懂得适时适当调护，可以强健孩子的体魄，增强孩子对疾病的免疫功能和免疫力，让孩子少生病。

不同年龄段孩子脏腑娇嫩的程度不一样，得病的种类和概率也有所不同，家长给孩子调理时要分阶段、有所侧重。

胎儿期的孩子主要受到母亲的影响，所以做好孕期保健调护可以有效地保障孩子的健康孕育。孕妈妈要注意饮食调养，保证自己营养充足，不能过度劳累，保持心情舒畅，谨慎用药，还要适度活动，调动气血运行，但要避免摔倒、碰撞等外伤。

新生儿期孩子刚脱离母体，五脏六腑特别稚嫩，又要在短时间内适应新的环境变化，孩子极易受到伤害，所以要高度重视调理。家长要做好眼部、口部、肚脐的护理，祛除胎毒，适时增减孩子的衣服，母乳喂养。

　　婴儿期是孩子发育最快的一个阶段，营养需求高，孩子的饮食从母乳逐渐到母乳添加辅食，但孩子脾胃还没有发育成熟，将吃进去的东西转化成孩子所需能量的能力弱，容易得脾胃相关的疾病；同时，母乳减少，孩子从母乳中获得的免疫力降低，自身的免疫力没有建立好，也容易生病。在这个阶段，家长要合理喂养，给孩子添加容易消化的辅食，培养孩子规律的睡眠、饮食，改变孩子挑食的习惯，还要经常带孩子到户外活动，让孩子适应外界的环境变化，适当为孩子增减衣服，遵循"三暖二凉——背暖、腹暖、足暖，头凉、心胸凉"的穿衣原则，按时接种疫苗，减少孩子患病的可能性。

　　幼儿期孩子学会了走路，对一切事物都有强烈的好奇心，会想要用手和嘴接触不同的物品，而且孩子会经历断乳后食物的转换，孩子患各种脾胃疾病的概率较大。家长可以训练孩子在家长的看护下独立吃饭，继续培养孩子形成良好的饮食、生活、卫生习惯，告诉孩子饭前便后要勤洗手。同时，要耐心纠正孩子的不良习惯，比如啃手指、不洗手就吃饭等。

　　学龄前期孩子体格和智力都逐渐稳步发展，患病率下降，但也要做好疾病的防治工作，继续注意身体锻炼，增强孩子的体质。若孩子的体质有明显的偏颇，也要及时纠正。对孩子反复进行安全教育，防止发生烫伤、坠床、误服药物等意外发生。

　　学龄期孩子身体、智力更成熟，有一定的自控力，患病率进一步下降。这一阶段要培养孩子形成良好的性格和生活习惯，帮助孩子适应学校、社会的生活，重视孩子的教育，培养孩子学习的兴趣，给孩子健康的家庭环境，让孩子健康成长。

青春期是孩子成长的过渡期，形体发育出现第二个高峰，精神发育也趋于成熟。这一时期的孩子容易产生心理方面的疾病，家长一方面要帮助孩子正确认识和对待自己身体的变化。另一方面要保证孩子得到充足的营养和休息，提供孩子生长发育的能量。这一阶段最重要的是孩子的心理调护，容易产生逆反心理，家长要和孩子充分沟通，理解和尊重孩子，恰当地引导孩子，使其形成正确的人生观。

家长在孩子的不同年龄做出相应的调理，让孩子的身体能更快适应不同阶段成长的变化，这会大大降低孩子的生病概率。除此之外，不同孩子，体质不同，家长要学会判断孩子的体质，并据此加以调理，让孩子更健康。

体质是在先天的禀赋和后天的饮食、地域、环境等因素相互影响下而形成的一种动态平衡的身体状态。体质正常的孩子患病概率较小，而阴虚、气阴两虚等体质的孩子则容易患病；脾肾虚的孩子不仅易患脾系、肾系相关疾病，而且在生长发育方面也有障碍。家长可以根据孩子的体质通过饮食、药物、推拿、艾灸等进行干预调理，改善体质。

·趁现在，给孩子未来的健康打好基础

孩子从小身体强壮，不仅可以免受疾病的困扰，也可以为将来的健康奠定基础，所以家长从小给孩子调理，可以使孩子后天的生长发育得到补充和保护，让孩子健康快乐地成长。接下来我详细介绍怎么

调理，有哪些调理的手段。

一是饮食调理，孩子吃得好，才能长得快。饮食调理要做到以下几个方面：

首先做到营养均衡、多样。食物的品种要多样化，水、米麦粉、粗粮等五谷类食物，瘦肉、牛奶、豆制品等富含蛋白质的食物，还有瓜果蔬菜、脂肪、富含微量元素的食物都应该加入孩子的食谱，最好做成粥、糊、汁、糕点等容易消化的菜品，寒热应该适中。还要注意食物种类、样式、颜色多变，保持孩子对食物的新鲜感，激发孩子的食欲。

其次要做到饮食规律、适量。相信我们都听过一句话："若要小儿安，常受三分饥与寒。"孩子自制力差，一顿容易吃得太饱，而且还有家长认为吃得饱才长得快，这样的思想是非常不正确的。过饱很容易伤害脾胃，为以后埋下祸根。父母要监督孩子进食，可以给孩子少食多餐。饮食要有节制，父母要做好表率，培养孩子按时吃饭的习惯，让孩子的胃肠消化也有规律，这样对孩子的健康大有好处。

家长要改善孩子挑食的现象。家长也会挑食，但不能因为自己不喜欢吃就不给孩子做，也不要给孩子灌输某种菜不好吃的想法，要让孩子均衡摄入各种食物。孩子挑食有可能是因为食欲不振，这有可能是缺锌的表现，那家长就要注意给孩子补充含锌的食物，比如牛奶、芝麻、核桃、瘦肉等。

让孩子吃"健康的零食"。孩子喜欢吃零食，家长不能一味地拒绝，越不让孩子吃，孩子就越想吃，甚至可能趁着家长不注意偷偷吃。

家长可以在家里放一些健康的小食物，比如用坚果、水果等代替零食。还要培养孩子辨别食物好坏的能力，让孩子知道吃健康的食物。

调理好脾胃。脾胃是后天之本，食物进入胃，经过脾的运化才会转化为气血，满足孩子生长发育的需求。孩子本来就具有"脾常不足"的特点，如果加上饮食不规律、过饥过饱、挑食，很容易产生脾胃病，所以给孩子调理一定要兼顾脾胃。

家长要适当给孩子进行饮食调节，要清淡饮食，少吃辛辣、刺激、过甜、过咸的食物，多吃蔬菜。也可以通过推拿的方式调理脾胃，经常给孩子捏捏脊、揉揉板门、摩腹等，这些小儿推拿手法都是简单、容易操作而且非常有效的。还可以通过艾灸足三里、贴脐贴等各种方式健脾和胃。食疗也是现代非常大众的养生方式，可以在熬粥时添加一些健脾的食材。脾胃功能强了，孩子气血充足，营养跟得上，才会健康生长，不会轻易被疾病伤害。

二是要保护好孩子的呼吸道。肺上面连接着呼吸道、咽喉，开窍于鼻，在外合皮毛，主一身之气，管理我们的呼吸。但孩子的肺及与肺相连接的呼吸道还没有发育健全，适应不了外界的寒热变化，邪气很容易从口鼻、呼吸道侵犯肺脏。中医认为"正气存内，邪不可干"，如果能通过调理让孩子有充足的正气，邪气就无法伤害到孩子。

平时可以给孩子推拿肺经，疏通孩子的经络。要增加室外活动，加强锻炼，强身健体，让孩子适应户外的天气变化。家长还需要注意平时的家庭环境，经常打扫卫生，注意家里空气流通，给孩子创造良好的生活环境。同时，家长要避免孩子受凉，注意气候的变化，及时为孩子添衣加被。

三是调畅情志。父母常常会忽略孩子的情绪问题，其实孩子的情绪过度也会影响五脏六腑，不利于孩子的成长。家长可以给孩子听听音乐，鼓励孩子运动、锻炼身体，带孩子去户外玩耍，让孩子多亲近大自然。这些方法都可以有效疏导孩子的情绪，孩子开心了才能长得快，长得健康。

四是固肾气。肾主骨，管理着孩子骨骼、牙齿等的生长发育，孩子肾气不足，会导致头发偏黄、没有光泽，骨骼、牙齿、大脑等发育会比同龄的孩子慢，所以家长除了要给孩子调理脾胃外，还要带孩子多参加体育运动，促进孩子的发育。

五要调起居以顺四时。家长要注意孩子的衣着保暖，要遵守"春捂秋冻"的原则，秋天不要因为天变冷了过早添衣，春天不能刚暖和就给孩子脱衣服，应该让孩子逐渐适应外界寒暖的变化，自己调节体温，增加耐寒能力。但"春捂秋冻"也要把握好度，不能让孩子太冷或者太热，这对孩子的健康也是有害的。

家长若仔细观察会发现，孩子多会在季节交替的时候生病，这就是孩子没有顺应四时寒暑变化的表现。正如《黄帝内经》所说，春应肝而养生，夏应心而养长，长夏应脾而养化，秋应肺而养收，冬应肾而养藏。人体脏腑的活动，都是随着季节的变化而调节的，如果自身的变化不能与外界环境保持平衡，那就很容易受到疾病的侵袭了。家长可以根据四时不同的特性，给孩子加以适当的调理，让孩子跟得上季节寒暑的变化。比如春天可以吃点葱、姜、蒜等助阳气升发的食物；夏季易中暑热，可以适量吃点西瓜、喝点绿豆汤来清暑解渴，但要避免过度贪凉；秋燥容易咳嗽，可以用雪梨熬水喝滋阴润肺，有一定预防疾病的作用；冬季寒冷，适当吃点温阳散寒的食物，比如花椒、羊肉等。

孩子的身体一般都很脆弱，需要父母们耐心调理，一步步打好基础。基础好了，身体才能发育好，才能给孩子创造美好的明天。

┃第二章
脾虚胃弱，孩子胃口差、身体弱

·十个孩子八个虚，脾虚不只是大人病

我们在第一章已经介绍过了孩子的生理和病理特点，也提到了一些脾胃方面的内容，让家长粗略知道了脾胃对孩子的重要性。现在我们来仔细谈谈孩子多脾虚的原因。

孩子就像正茁壮长大的树苗，拥有非常旺盛的生机，发育十分迅速。要想树苗长成大树，需要充足的水分、营养、阳光，一旦缺乏，树苗的成长没有养分的供给，就会变得缓慢。孩子也是这样，孩子体内有一套提供养分的工作系统，给孩子的肌肉、四肢、脏腑等提供源源不断的能量，它就是脾胃，所以脾胃是孩子生长发育所必需的能源供给站。

脾胃是"后天之本"，气血生化之源。在孩子逐渐发育的过程中，孩子吃进去的食物先进入胃，再由脾转化成孩子所需的水谷精微。水谷精微是气血的来源，源头充足，气血就会在孩子体内快速循环起来，

给孩子的全身上下各个部位提供能量。

家长可能会疑惑，我们大人也需要脾胃供应能量，为什么孩子就更容易脾虚呢？

大人的脾胃运化气血让我们每天正常生活，但孩子不一样，孩子的脾胃需要供应两份能量，一份跟大人一样，用来让孩子正常活动、生活，另一份促进孩子长大发育。而且孩子没有发育成熟前，脾胃也是稚嫩的，脾胃的功能也没有健全，孩子脾胃转化来的水谷精微有限，运化的气血能量也是有限度的，消耗的气血津液却是双份的，所以孩子的脾相对不足。

孩子多脾虚有内因和外因的影响。内因即孩子本身脾不足，外因就是容易被饮食等外邪所伤。内外因相互影响，相互作用。人以脾胃为本，脾气健旺，外邪则难以侵入人体。孩子脾不足，容易被邪气所伤，邪气侵犯脾，反过来加重脾虚，所以十个孩子八个脾虚，这跟孩子的生理病理特点密切相关。

那么脾虚有什么特点呢？

脾胃经常互相影响。脾主升清，胃主通降，有升才有降，有降才得以升。脾喜燥恶湿，胃喜润恶燥，脾为阴土，胃为阳土，二者阴阳、水火相济，才能保持脾升胃降的动态平衡，维持正常的生理功能。所以说孩子脾胃是相互影响的，家长对孩子的调理要做到脾胃同调。

孩子脾胃更易被饮食所伤。脾胃是密不可分的，脾主升，胃主降，脾主运化，胃主受纳腐熟水谷，一升一降，一运一纳，吃进去的食物才可以腐熟并转化为精微物质，以化生气血津液，供养全身。脾胃为后天之本，跟饮食密切相关，饮食失常，则会影响到脾胃。孩子的饮食是父母最操心的事，因为孩子自己不知道控制饮食。吃多了，吃得不规律了，吃得不干净了，或者吃得过辣过凉了，这些都是孩子吃饭最常见的问题。吃饭吃不好，加上孩子的脾胃本来就不足，所以很容易被饮食影响。

孩子脾虚经常夹湿。脾主运化，包括运化水谷和运化水液两方面。运化水谷，即脾对食物的消化与吸收；运化水液指脾对水液的吸收、传输和布散，即脾可以调节人体的水液代谢，将水液运送到全身。脾位于人体的居中位置，是气机升降的枢纽，既可以让体内各部分得到水液的滋润，又能保证不让过多的水停留在某一部位形成水湿、痰饮等。同时脾为湿土，喜燥恶湿，《临证指南医案》中说："湿喜归脾者，以其同气相感故也。"脾湿却又恶湿，又因为同气相近，对湿邪有特殊的易感性，容易被湿邪侵袭。孩子脾不足，对水液的运化能力也相对不足，容易生湿，湿邪反过来容易困脾，所以孩子脾虚多夹湿。

因此家长要明白，十个孩子八个虚，脾虚是最常见的问题，家长要经常关注孩子发育过程中的变化，并要积极调理，未病先防。

· 出现这些信号，就是孩子脾虚了

知道了脾胃的重要性，家长肯定会疑惑，怎么样才算是脾虚，脾虚常见的症状都有哪些呢？家长不能通过跟别的孩子比较来判断自己的孩子有没有脾虚，因为每个人脾虚的表现都不尽相同。家长要自己掌握孩子脾虚的信号，给孩子以积极的调护。

脾虚是相较于正常脾胃功能而言的，所以家长需要先了解正常脾胃是怎么"工作"的。

我们通过嘴巴咀嚼食物，然后将食物往下送至胃。胃给食物做一个物理的加工，将食物分解成容易吸收的大小，我们把分解后的食物叫作食糜。然后胃把食糜送至小肠，这时候脾就开始帮助小肠工作了。

脾有两个任务：一是帮助小肠将食糜进一步分解、转化为人体可以吸收的水谷精微，相当于西医里的小分子蛋白质、葡萄糖等营养物质。二是帮助小肠实现泌别清浊的功能。小肠可以将进一步消化的食物分类：清的，也就是我们需要的精微物质，通过脾气的升清散精作用输送至全身；浊的，也就是不容易吸收的食物残渣，通过胃的降浊功能排出体外。别浊也分两个方向进行，清的偏于水液性质的送至膀胱形成尿液，浑浊的送到大肠以大便形式排出体外。

整个环节是环环相扣的，胃初步消化，小肠进一步消化，脾化生营养运送到全身各部，运送糟粕排出体外。无论哪一环节出问题，都会引起脾胃功能的失调。

现在我们在了解正常脾胃功能的基础上来分析脾虚的表现。"脾虚"，意思是脾的功能弱，它的工作不能正常完成，所以脾运化失常，气血生化的来源减少，气血产生不足，对五脏六腑能量的供应也就不足，这在虚实方面是虚证的表现。家长可以从孩子的发育情况、面色、精神、吃饭的情况、大便、舌苔等多个方面观察判断。

孩子脾虚最常见的症状是食欲差。在门诊，几乎每天都有家长因为孩子不爱吃饭、吃得特别少，所以带孩子过来看病的。正是因为脾虚运化能力有限，不能帮助胃、小肠消化食物。食物吃进去消化不了，孩子的身体就给大脑发出信号，大脑指挥身体少进点食，所以孩子就不想吃饭了。

当然，我们还要具体问题具体分析。家长看到孩子不爱吃饭，就说孩子脾虚了，要补脾，这种行为是不对的。食欲差，还有可能是因为孩子爱吃零食，在正餐前零食吃得太多了，肚子里没有地方了，孩子当然就不想再吃饭了。

与食欲差正好相反的是食欲特别好，这也是需要家长关注的问题。有的家长会觉得，自己孩子食欲好，吃得多，肯定长得快。这也是一个误区，食欲亢进也有可能是孩子生病了。

平时过节亲戚聚会，饭桌上会聊自己家的孩子，偶尔谈到孩子不爱吃饭的问题，很多家里有孩子的妈妈纷纷附和，抱怨为了让孩子吃顿饭，总是大费心思。当即就有一个妈妈略带骄傲地说，自己家孩子每顿饭都吃很多，从来不用自己操心。我偶然见到了这个妈妈的孩子，本来印象中应是个爱吃饭、吃零食、身形圆润的孩子，但相反，孩子并不胖，反而比一般的孩子瘦，个子也不高。我和孩子妈妈聊了聊天，把话题引向了孩子，妈妈脸上略带忧愁，说自己的孩子经常拉肚子，而且大便里还经常夹杂食物残渣。这就是"胃强脾弱"的表现，这样的孩子多是能吃也能拉，严重的话会吃完就拉。

"胃强"指的是胃火旺，腐熟功能亢盛，对食物的消化快，所以孩子能吃，吃得多，不知饥饱，即使吃得肚子饱胀仍然想吃。"脾弱"

指的是孩子脾虚。吃得越多就越会加重脾的负担，导致脾虚，运化能力降低，影响小肠泌别清浊的功能，所以会拉肚子。脾虚会使食物分解不完全，所以大便里就会有不消化的食物残渣。从孩子带有齿痕的舌象上也能知道孩子有脾虚的表现。治疗上，补脾的同时要注意清泻胃火。

这就告诉家长一个道理，同一个症状可能有完全不同的表现，所以中医注重辨"证"，而不是辨"症"。"症"指的是症状，而"证"是指通过对症状的分析、四诊合参得出的证型，是一个过程。

就比如我刚刚提到的孩子食欲亢进的问题，除了案例里分析的"胃强脾弱"的原因外，还有一种情形更需要家长注意，那就是精神原因。家长尤其是父母，因为工作等原因对孩子的陪伴、关心少，孩子心里无聊、空虚，就会把食物当成一种慰藉，所以会吃很多东西。对于孩子出现的异常症状，家长不要急于判断，要仔细分析再做应对。

除了不爱吃饭，脾虚的孩子还会有睡眠方面的问题。脾虚的孩子喜欢趴着睡，睡觉的时候眼睛闭不紧，经常留一条缝。而且脾主涎，所以如果孩子脾虚，不管白天还是晚上，睡觉时经常会流口水。

脾虚的孩子还会有大便失常的问题。脾虚的孩子大便多稀薄，也可能因为脾虚导致气虚而引起便秘，或者大便时干时稀。

脾虚会导致气血生化失常，所以孩子还会出现气血不足的表现，比如面色黄，头发黄、稀疏，精神不济。气血营养不了皮肤，就会出现皮肤干燥，指甲旁边长倒刺的问题，皮肤弹性也会差一些，尤其是孩子的肚子，皮肤是松弛的。此外，很多脾虚的孩子鼻子山根上有青筋。

还有孩子的身材。脾虚吸收不好，孩子就会消瘦；脾虚影响到水液的代谢，水停于体内，湿盛，孩子身材就会发胖，但这种胖是虚胖。

当然，孩子不会所有的症状都具备，平时只要出现了一两个症状，家长就要提高警惕，正确分析，及早干预。

·孩子脾虚了，小心这些病

前两天我发了个朋友圈，是关于给孩子调理脾胃帮助孩子养生的资料，马上有朋友在下面评论："小孩子都开始养生了？"我回答他："对，养生就要从小开始。"现在很多人都还存在一种想法：年轻的时候就是要拼搏、奋斗、娱乐，等到年纪大了再开始养生，所以他们会对给小孩子养生的想法感到奇怪。其实，养生就是要从小开始，小的时候养生，打下良好的基础，未来才能越长越好。就像建房子一样，根基稳了，建的房子才经得起日晒雨淋。

下面我又要老生常谈了，家长要时刻记住一句话——脾胃是后天之本。脾胃的调理十分重要，"若先天不足，而培以后天亦可致寿，虽曰先天强盛而或抚养失宜，病变多端，虽强亦夭。"所以脾胃要从小调理，调理好了，孩子就发育得好，长得高，体格强壮，不会轻易被疾病侵袭。中医认为"脾虚不健，百病由生"，现在我给大家讲讲比较常见的几种脾虚病证。

第一，泄泻。孩子受外邪或者饮食伤害，损伤脾胃，脾胃虚弱，运化水谷失常，向全身输布精微物质的功能受影响，精微物质和无法消化的糟粕混在一起向下而出，就会导致泄泻。表现为大便次数增多，每日3～5次，甚至更多，质地稀，呈淡黄色。泄泻经常伴有恶心、呕吐、肚子疼等症状。如果腹泻严重，孩子就会脱水，耗损了体内的阴津，会导致孩子口渴，想喝水。孩子舌头颜色淡，舌苔白，这是脾虚气血不足的表现。

第二，厌食。孩子脾胃被伤害，脾胃虚弱，胃受纳功能以及脾运化功能失常。受纳失常，所以不想吃饭，吃饭没胃口，食量减少，即使勉强吃了饭，胃也不能及时腐熟食物；脾不能及时运化食物，食物停于胃中，胃中空间被占据，进一步影响食物的受纳，导致孩子更不想吃饭。长期厌食，孩子体内的气血不足，则会导致面色不佳、精神萎靡、孩子偏瘦等一系列脾虚的表现。

第三，积食。脾胃虚弱还会引发积食，脾虚运化失常，食物进入胃中不能及时被消化吸收，积滞在胃中，于是气机不畅。积食最主要的表现就是孩子吃一点就感觉饱了，不自觉想要揉肚子。如果积食严重的话，影响到脾胃的气机升降，胃中的食物随着气逆而上就会引起呕吐，向下则引起大便稀薄酸臭，并常常夹杂不消化的食物。"胃不和则卧不安"，孩子胃中有食物拥堵，晚上就会睡不着觉，或是睡觉不踏实。孩子的舌苔经常是厚厚白腻的一层，这就是脾虚夹滞的表现。

第四，疳证。可能有的家长不知道什么是疳证，"疳"有两种解释，一是"疳者甘也"，意思是这个病多是因为孩子吃的肥甘厚腻之品太多了；二是"疳者干也"，是指这个病会使人体气血津液干涸，身体干瘪消瘦。疳证其实就相当于西医讲的营养不良。

　　疳证如同营养不良一样，不是一天形成的，而是长期逐渐积累起来的，属于慢性病。脾虚可导致疳证，同时脾虚的程度也随着疳证的进展变化而慢慢加重。其病因跟之前三种病相似，主要是因为孩子脾常不足，后天喂养不当，乳食太过或不及伤及脾胃，气血无以生化，无法濡养脏腑和肌表，时间长了，就会导致疳证。

　　疳证初期叫作疳气，仅仅表现为脾胃不和，症状较轻。孩子有轻微的脾虚的表现，偏瘦，精神状态一般，面色微发黄，不想吃饭。

　　疳气进一步发展，脾失健运，食物等容易积滞胃中，妨碍气机，则是疳积。这时候可以看到孩子明显消瘦，面色萎黄，精神不振，毛发稀疏，可能伴有腹部臌胀。

　　疳积即有积滞，虽然积滞停于中焦属实，但它的根本原因是脾虚。脾虚导致气血虚弱，气血运行无力，引起积滞。若是气停于中焦，则是气积，肚子会明显臌胀，用手叩叩肚子，会听到像敲鼓一样的声音；若是食物停在中焦，肚子容易胀满，尤其在吃饭后。

　　疳证的后期就是干疳。这时候的病情是非常严重的，脾胃更虚，气血津液都严重受损，精神状态更差，孩子体形更瘦，严重的皮肤干皱，皮包骨头，毛发干枯稀少，肚子和疳积时正好相反，会像船一样中间凹陷下去，不想吃东西，大便稀，或者因为津液缺失不能滋润肠道而便秘。津液不足，孩子经常会口干舌燥，虽然哭，但没有眼泪。阴虚生内热，所以孩子经常会低热。孩子的舌苔会发红，这是阴虚生内热的表现；舌苔表面津液少，这是阴液亏损的表现。

　　孩子脾虚不可怕，关键是要及早干预，及早治疗，不要拖，否则脾虚会影响到其他脏腑，"百病由生"。

·想给孩子调脾胃，先把小零食戒掉

孩子的脾胃为什么经常不好呢？因为孩子爱吃东西，吃得多，吃得杂，吃得不规律，就会伤害脾胃，所以想要孩子有个强大的脾胃，首先需要减少这些行为。那么我们先来说说孩子爱吃零食这个问题。

说到零食，家长第一反应就是零食不好，孩子不应该吃。但这种现象根本避免不了，总不让孩子吃零食，会引起孩子的逆反心理，而且得不到的总是最好的，孩子想要吃零食的心情恐怕会更加迫切，会在家长看护不到的地方偷偷吃。所以说，让孩子再也不吃零食的想法是非常不现实的。

而且家长应该纠正一个想法——零食都是不好的，这样的想法过于片面。零食是指不在吃饭时间摄入的食物和饮料，包含面很广，不是所有的零食都危害健康。而且孩子发育很快，成长过程中需要大量的能量。有专家表示，我们国家的儿童、青少年膳食营养和质量虽然一直在优化，但还没有达到合理状态，比如钙、维生素 A 等营养就是膳食中经常缺乏的，而这些微量元素可以靠正餐以外的食物，也就是零食来补充。

所以我们说要戒掉的小零食，其实是指不健康的食物，比如油炸类、膨化类小食品。那怎么能让孩子不吃不健康的小零食呢？其实可以给孩子吃一些健康的零食来代替不健康的零食，不过吃健康的零食也要控制好度，把握好食用原则。

吃零食应该遵守哪些原则呢？

首先，零食一定不能代替正餐。孩子还是要有规律地吃饭，定时定量，这样对孩子的健康有好处，而且吃饱饭了，孩子吃零食的欲望就没有那么强烈了。吃零食的时间不要离吃饭太近，否则会影响孩子吃饭，最好间隔 1.5 ~ 2 小时。睡前也不要吃零食，会影响孩子肠胃的消化，患蛀牙的概率也会上升。

而且家长要注意，不应该根据孩子的喜好选择零食，不要老想着孩子想吃什么就给什么，这样会养成孩子只想吃零食、乱吃零食的坏习惯。

其次，要选择新鲜、易消化的零食。尽量选择蔬菜、水果或者奶类，这些食物既健康，又能补充孩子所需要的能量。少吃油炸、过甜、过咸、含糖量高的食物，否则容易引起蛀牙和肥胖，还能增加患高血压等疾病的可能性。

再次，吃零食时要养成良好的习惯。孩子好动，喜欢用手触碰他看到的东西，手上细菌多，所以孩子吃零食前一定要洗手，不洗手就不能吃，让孩子养成习惯。吃完零食要漱口，预防蛀牙。不要让孩子在玩耍或者哭闹的时候吃零食，否则容易被零食噎住。

最后，要注意吃零食的安全问题，尤其是体积小的零食，比如花生、核桃等，要在家长的看护下吃，防止食物进入呼吸道而引起一些危险情况。

总之，家长应该树立正确的饮食观，要让孩子知道什么是健康的零食，什么是对身体无益的零食，培养孩子吃健康零食的观念。

哪些零食可以吃呢？我建议家长可以看一看《中国儿童青少年零食消费指南》，这里面有详细的零食分级。它将零食分为"可经常食用""适当食用""限制食用"3个推荐级别，家长可以看看哪些零食是可以经常食用的，可以放在家里给孩子吃。

这3类食物分别有哪些呢？现在的食物种类实在是太多了，我在这里就不一一列举了，这不是用一两页纸能介绍完的，家长肯定也记不住。我来根据零食的特点简单讲解一下，让家长能够自己分析，自己判断，不需要死记硬背，也不要盲目跟随广告，希望大家都能成为崇尚科学的家长。

什么是"可经常食用"的零食？它首先得是有益健康的零食。这类零食的营养价值高，能给孩子提供身体需要的东西，比如蛋白质、各种维生素。还要满足这几点：低盐、低糖、低脂肪。

"适当食用"的零食虽然营养价值较高，但有一定的脂肪和糖、盐，可以每周吃1～2次。

"限制食用"的零食营养价值低，高糖、高盐、高脂肪，一般没有身体需要的营养素。这类食物吃过了会让孩子肥胖，增加得慢性病的风险，所以要少吃，最好每周不超过1次。

我们来举几个例子。比如全麦面包，它就低油、低糖，还含膳食纤维，对身体有好处，是可经常食用的零食；杏仁、开心果，含有维生素E、锌、蛋白质，是可经常食用的零食；但加了糖或者油炒过的坚果，糖分、油脂增加，就是适当食用的零食。再比如超市里卖的袋装的牛肉干，虽然含有丰富的蛋白质，但含盐量也较高，所以也是适当食用的零食。

孩子最喜欢吃的膨化食品，含有高脂肪和反式脂肪酸；奶油蛋糕，含有色素、人造奶油，这都是对健康没有益处的食物，是限量食用的零食。还有孩子大多喜欢吃的冷饮、冰淇淋，最易损伤孩子的脾胃了，这些更是要少吃，最好不吃。

细心的家长会发现，超市卖的袋装零食背面都有一个营养成分表，家长可以通过分析这个表格来判断这个零食适合不适合吃。表格右侧有一栏"营养素参考值%"，又叫"NRV%"，意思是每100克或100毫升食品中营养成分的含量占该营养成分每天需要量的百分比。左侧一栏是营养成分含量。一般能量、脂肪、碳水化合物、钠越低越好，NRV% 小于5%。蛋白质含量高为好，NRV% 在10% ~ 19%算较高，超过20%属于很高。

孩子快速生长发育的阶段正是培养孩子良好饮食习惯的重要时期，所以家长要学会引导孩子树立正确的零食食用观念，减少孩子吃不健康零食的行为，让孩子能健康地成长，这对孩子的一生都是受益无穷的。

·为什么越吃冷饮脾越虚

可能很多家长都有去看中医的经历，经常会被问到的问题是"平时爱不爱吃凉的、冰的？"这也间接说明一个问题，吃冷饮对健康是不好的。

为什么吃冷饮不好呢？因为冷饮会损伤脾胃，越吃冷饮，脾胃越虚。冷饮从口直接进入胃，会伤及胃的阳气，脾在运化这些冷饮时，也会被伤及。而且脾为舌之本，脾经的经络路线会经过舌头，在舌下也都有分布，当口中含有冷饮的时候，冷饮就会通过舌头间接伤害到脾，导致脾虚。冷饮对孩子的影响更为巨大，孩子本来就脾不足，多脾虚，冷饮更易伤害孩子的脾胃，所以孩子越吃冷饮，脾越虚。

不单是冷饮要少吃，凉的也要少吃。有的家长肯定疑惑，凉的跟冷饮不是一回事吗？凉的除了温度低的食物，性质寒凉的也包含在内，比如海鲜等。虽然在夏天天气炎热的时候，适量吃一些凉的可以清热解渴，但是这些食物都不能贪吃、多吃，否则脾胃阳气被抑制，孩子就会因为脾胃虚寒而生病，可能会患痢疾、腹泻等。

我在门诊遇到过这么一个孩子，家长带过来看病最主要的原因就是孩子不爱吃饭，每次吃饭全家都头疼，一家人追着孩子想方设法让孩子吃，孩子也只吃一点点。我一看这个孩子，精神状态差，安安静静地坐着，也不爱说话。整个人偏消瘦，面色发黄，头发也是黄黄的，在鼻梁的地方还有一些青筋。

我就问孩子妈妈："孩子平时睡觉好吗？"孩子妈妈连忙说："不好，不管是白天还是晚上，孩子睡觉都会流口水，睡觉时眼睛闭不紧，总是露一条缝。"

"孩子大便怎么样？"我又问，得到的回答是大便总是稀的，有时候像水一样。

问到这里，基本上就可以确定这是孩子脾虚的表现了。脾虚气血不足，所以会出现上面的一系列症状。孩子为什么会脾虚呢，这需要进一步找原因，看孩子吃饭、生活方面有什么异常或不良的习惯。

最后我问妈妈："孩子爱吃冷的吗？"妈妈说："是，孩子经常吃冰淇淋，喝可乐，以前也就都给孩子买了，后来看了电视上的养生节目，就不敢让孩子吃了。"

这就了解到了孩子的病因，知道孩子为什么会出现这么多异常的症状，就是因为孩子吃冷的太多，损伤了脾胃的阳气，导致脾的运化功能失常。脾有一分之阳，能消一分之水谷；脾有十分之阳，能消十分之水谷。脾阳虚，运化无力，气血不足，就会出现上面的问题。我又看了看孩子的舌苔，舌头颜色偏暗淡，舌苔白白一层，这就是阳虚有寒的表现。

当然，这个孩子脾虚比较严重，所以这些情况都能见到。平时孩子脾虚程度不重的话，可能只有两三个症状出现，家长发现时就应该提高警惕了。

在治疗方面，我们可以通过小儿推拿的手法或者食疗等补充脾阳，健脾养胃，让孩子恢复健康。具体的操作手法等我们在后面的小节里详细说明。

家长们通过这则案例应该或多或少地发现自己孩子身上存在的问题了，这就警示家长，让孩子少吃或尽量别吃冷饮，越吃脾胃越虚，这对成长发育和以后的身体健康都是不利的。其实不仅是孩子，我们大人也要少吃冷饮，道理是一样的，会导致脾胃虚弱。不论大人还是孩子，从现在开始，少吃一份冷饮，就能对脾胃多一份保护。

·吃多了，当然会积食发热

积食是孩子十分常见的疾病，在西医里叫作消化不良，顾名思义，就是食物堆积在胃肠里，消化不了，也排不出去，让孩子非常痛苦。

为什么孩子这么容易积食呢？这与孩子的生理、病理特点有关。孩子脾胃娇弱，容易受到伤害，饮食稍有不注意，就会损伤脾胃，导致脾胃虚弱。虚弱的脾胃运化能力已经下降了，如果这时候孩子仍然不科学地进食，脾胃运化不了，还会加重脾胃的负担，就会引起积食。

引起孩子积食的常见的原因有哪些呢？

首先联想到的就是吃多了。这种"吃多了"有两层含义：一是食物量太大，吃得太饱，消化不了，反过来影响脾胃；还有一种解释，就是营养太丰富了。部分家长认为孩子要发育，营养越多，才能长得越高，所以给孩子补充了很多高脂肪、高蛋白的食物，多于孩子需要的能量了，孩子吸收不了，加重了脾胃的负担。

因为脾胃虚弱也会积食，所以导致脾胃虚弱的因素也要考虑到。生冷、油腻或者太坚硬的食物孩子吃得太多，就会损伤脾胃；孩子进食不规律，饥一顿饱一顿，破坏了胃肠的"作息时间"，就会有损胃的消化功能；还有孩子喜欢边玩耍边吃饭，或者边看电视边吃饭，体内的气血就会分出一部分来转移到四肢或大脑，没有充足的气血消化吸收食物，也会影响脾胃的功能；天气变冷或是屋子里空调温度低，孩子的腹部受凉，损伤了脾胃的阳气，也会导致脾胃虚弱，进而容易引起积食。

积食有两种情况。一种是被饮食所伤，时间短，这种孩子一般有饮食不节史，多表现为不想吃饭、腹胀、腹痛拒按，呕吐并且呕吐物臭秽，大便酸臭，孩子很烦躁，晚上睡觉不安稳，会有啼哭的现象。

还有一种情况是孩子本身长时间脾虚，运化差，所以稍微多吃一点，就会积食。这样的积食，脾虚的表现明显，症状多为孩子瘦弱、面色黄、精神不振，不想吃饭，吃一点就会胀肚，肚子疼，想要按揉，大便多是稀的，伴有不消化的食物残渣。

为什么我们把积食单拿一节来介绍呢？这是因为积食不仅影响孩子的消化功能，还会影响脾胃吸收，导致气血虚弱，甚至还会引起其他疾病，危害孩子的健康。

积食会引起发热。食物积滞停留在胃肠就会郁而化热，热与积滞相结合，就会产生内热，内热排不出去，向外发散就会导滞孩子发热。这种发热一般是低热，治疗的时候不要专注于退热，应该对引起发热的根本原因——积食进行干预处理。积食消了，气机通了，热就会退了。

积食可导致大便失常。大便是在小肠泌别清浊功能的基础上，将糟粕中质地浑浊的部分下降到大肠而排出的物质，也是消化系统中重要的部分。排泄不正常，体内摄入的食物堆积，毒素排不出去，就会影响健康。

积食可导致泄泻。积食会致脾虚，而小肠泌别清浊的功能需要脾气的升清和胃的降浊的帮助，脾胃虚弱，小肠功能失常，水谷精微和糟粕一同向下，而且小肠清浊不分，本应通过尿液排出的部分也混着大便而出，就会导致泄泻。

有时正相反，积食会导致便秘。因为孩子为"纯阳之体"，疾病易于化热，食物积滞于肠胃，郁而化热，热伤及胃肠的津液，津液不足，大便没有液体滋润，就会秘结。而且如果积食时间很长或者反复发作的话，脾虚损的程度更重，气血更加虚弱，气虚则气的推动能力减弱，所以大便难出，血虚则会使大便干燥，也会便秘。

积食可引起呕吐。积食会导致中焦气机不畅，胃气降浊失常，食物随胃气上逆，就会引起呕吐。而食物停留在胃中腐熟排不出去，呕吐物经常会有臭味。

积食可导致腹痛。食物停留在胃肠，阻碍了脾胃升降的气机，"不通则痛"，所以会引起腹痛。而且脾虚，气血虚弱，对腹部的濡养减少，肚子"不荣则痛"。

积食可导致夜啼。小儿夜啼是积食引起的常见症状，它的表现是：孩子晚上睡觉的时候突然哭几声，严重的话一晚上能有四五回，一周出现两三次。中医有这样一句话："胃不和则卧不安"，食物在孩子的胃肠里停留着不消化，孩子不舒服，就会睡不好。如果积食化热的话，很容易热扰心神，晚上心火旺。阳入于阴则寐，阴少阳亢，阴不能敛阳，就会导致孩子睡不好而啼哭。

积食可引起疳积。"积为疳之母"，也就是说积食很容易导致疳积。因为积食损伤了脾胃，脾胃不好，孩子生长发育有障碍，营养不良，孩子明显消瘦，就会变成疳积。

积食容易导致外感疾病。为什么这么说呢？因为外感疾病与肺有关，肺宣散卫气，可以起到卫外、防御外邪的功能，而卫气是水谷精微中剽悍的部分，可以起到固护肌肤、管理毛孔开关的作用。所以脾虚会导致卫气虚弱，抵抗外邪的能力降低，就会引起外感。

积食可引起咳嗽。脾胃也可以运化水湿，脾虚会导致体内水湿代谢障碍，湿停体内生痰，而肺为贮痰之器，体内的痰停留于肺，阻碍肺的气机，就会咳嗽。

所以家长不可小瞧积食，一不留神，积食就会引起其他病的发生，甚至引起营养不良，给孩子造成不可逆的损害。

·健脾养胃，试试中医的食疗方

中医干预脾虚的方法有很多，这些方法不仅操作简单、价格低廉，而且对孩子十分有效。其中食疗最容易被孩子接受，成为儿童保健最有用的手段之一。

食疗，顾名思义，就是在中医基础理论和饮食文化理论的指导下，将对孩子有治疗、纠正作用的中药加在食物里进行烹调，制作成可以防治疾病的保健食品。孩子脾虚，就可以在食物中加入健脾养胃的中药，或者用具有补益脾胃功效的食材做成粥或糕点等来治疗，未病先防，达到将孩子从脾虚体质转化为均衡体质的目的。

越来越多的家长注意到了食疗，希望通过食疗让孩子更健康，但往往不得要领。怎么补，补到什么程度，这都是需要注意的。食疗也有临床运用原则，家长只有遵守原则，"辨证论食"，食疗才能达到最好的效果。

一要做到食物的品种丰富，色香味俱全，营养均衡。食疗不仅仅局限于煮粥，其他如煲汤、蒸炖、做成糕点或糊等都可以作为选择。尽量保证食物多样的外形、颜色，还要注意食疗的口味，让孩子有新鲜感，有兴趣吃，才能达到食疗的目的。注意食疗要清淡，易于消化，少吃油腻、煎炸类的食物，不然不仅达不到治疗的效果，还会伤害到脾胃。

二要食疗也要规律进食。不能一次吃太多，可以少量多次。食疗不能太凉或太烫，也不要勉强孩子吃。而且食疗需要长期进行，不能急于求成。

三要选择食物、中药时，尽量选性质平和的。食物同药物一样，具有四性（寒、热、温、凉）和五味（酸、苦、甘、辛、咸）。性凉、性寒的可以清热泻火，性温、性热的可以温中散寒。根据食物的特性，可以治疗疾病，但孩子脏腑娇嫩，对食物的性味比较敏感，受到性味的影响比较大，所以孩子食疗选择的食物，尽量是平和、微温或微寒性质，味道甘淡的，如黄豆、花生、猪肉等。

四要结合孩子的病证来辨证择食。辨证择食是食疗必须要遵循的原则，尤其是孩子，还要结合孩子特殊的生理、病理特点，根据孩子的寒热、虚实情况来进行食疗。脾胃虚的孩子应该健脾养胃，调补兼施。若脾虚导致气滞，健脾的同时也要行气，可以用陈皮理气宽中。若脾虚导致积食，健脾的同时也要行气、消食、导滞，可以加山楂消化肉食，加麦芽消化面食，加谷芽消化谷食。

五要做到因时制宜，要结合一年寒暑的变化。

孩子健脾养胃也要顺应季节的变化。春天孩子肝气旺盛，肝属木，脾属土，木克土，孩子本来脾虚，土弱，又被春天旺盛的木克制，就会让孩子的脾土更加虚弱，所以春天的时候给孩子补脾的同时要注意抑制肝。肝主酸，脾主甜，春天就要少吃酸的食物，适当补充甘甜的食物。

夏天气温升高，容易出汗，气血的位置偏于体表，所以脾胃的气血就会相对不足，孩子脾更虚。夏天补脾的同时还要解暑，可以稍微吃一点清暑消渴的食物，譬如西瓜。但不能多吃，更不能贪凉，否则会损伤脾胃的阳气。长夏主脾，这时候暑湿邪气泛滥，而脾为湿土，容易被湿邪侵袭，引起体内脾虚湿盛，所以长夏需要健脾兼祛湿。

秋天天气干燥，容易伤及体内的阴液。阴液少，阳气相对多，阴不能制约阳，阳气就会亢盛，所以秋天补脾也要养阴。

冬天天气寒冷，阳气会在体表抗寒，留在体内的就阴多阳少。所以冬天要注意养阳，补脾的同时还要温里散寒。

六要防止损伤脾胃。若孩子脾虚的同时兼有胃热，这时候除了健脾还要清胃热。但要注意，清胃热不可乱用大苦大寒的药物，因为苦寒很容易损伤脾胃，孩子脾胃本来就虚弱，再受药物的损伤，只会越来越重。而且食疗一定要注意孩子的口感，苦的食物孩子往往不想吃，不吃那还谈什么治疗疾病呢？家长也不能逼迫孩子吃，否则不仅达不到治疗的目的，还会引起孩子伤食。所以脾虚兼有实证的时候，祛邪的同时要做到不伤及脾胃。

七要注意补益脾胃的度，防止脾胃不调。孩子的脾胃虚弱，虚不受补，这时候虽然应该补益脾胃，但不能补得太过，太过就会壅滞脾胃，反而不利于恢复健康。

养生、补脾从小抓起，食疗可以补益后天，补益脾胃，提高孩子的正气，减少得病的概率，非常适合孩子。我建议家长食疗时一般选择我们常见的五谷、蔬菜类，因为中药的寒、热、温、凉性质对孩子的影响很大，所以在没有医生的指导时，家长不要自己加枸杞子、党参、黄芪等中药做食疗。

·陈皮冬瓜二豆粥，健脾祛湿又消暑

现在我们先来介绍调理脾胃的第一个食疗方——陈皮冬瓜二豆粥。这款粥有健脾、祛湿、消暑的功效，而且很温和，可以给脾虚受暑湿之邪的孩子服用。

在长夏的时候，暑湿邪气旺盛。我在前面提过，脾为湿土，易感湿邪，而且孩子脾常不足，所以这时候孩子多脾虚，很容易生病。

在门诊就有这么一个孩子，当时正处于 8 月份天气正热的时候，妈妈说孩子断断续续已经咳嗽了将近一个月，在家给孩子喝过止咳的药，但只管用了一阵儿，过两天孩子又开始咳嗽。

其实，孩子在长夏久咳多是脾虚的原因，我也是如此向这位妈妈解释的。孩子妈妈开始不能理解，说咳嗽不是与肺有关吗？《黄帝内经》中有这么一句话，"五脏六腑皆令人咳，非独肺也"，意思是外邪侵犯肺会导致咳嗽，但其他的脏腑功能失调影响到肺，也会咳嗽。虽然还与肺相关，但根本原因是失调的其他脏腑，光解决肺的问题，没有治根，咳嗽就无法彻底解决。

长夏指的是农历六月，也就是我们公历的七八月份，这时候暑湿邪气泛滥，湿邪困脾，导致脾气不能升清，运化功能失常，痰湿内生，阻碍气机，影响到肺气的宣发与肃降，肺气上逆，就会咳嗽。所以普通的止咳治疗不易好转，就会变成久咳。初咳在肺，久咳在脾，所以这时应当从脾入手，健脾祛湿，宣通气机。细心的家长会发现孩子还有脾虚的症状。这个孩子就有不爱吃饭、食欲下降、不爱动、晚上睡觉流口水，舌头两边有齿痕等表现。

孩子生病了，家长需要思考四个问题：一、孩子生了什么病？二、生病的原因是什么？三、属于什么证型？四、疾病侵犯的位置在哪里？

这个孩子生的病很明显，是咳嗽，原因是孩子在夏天被暑湿邪气伤害了脾，所以证型属于脾虚型，病位在脾，所以我给孩子开了可以健脾、祛湿、消暑的食疗方——陈皮冬瓜二豆粥。

这个方子很简单，里面所有的食材都很常见：陈皮、冬瓜、黑豆、扁豆。做法和熬粥差不多：取冬瓜250克，去皮切成片，再加入扁豆、黑豆各30克，陈皮5克，加米一起放入锅中，加适量清水，用小火慢煮，要把扁豆、黑豆煮烂，最后放入一点点盐调味即可。

冬瓜我们经常吃，它性凉，味甘、淡，归肺经、大肠经、膀胱经，可以清热利水、消肿解毒、生津除烦、利胆。

黑豆性平，味甘，归脾经、肾经，可以补血安神、明目健脾、补肾益阴、解毒。

扁豆性平，味甘，归脾、胃经，可以健脾和中、消暑化湿。

陈皮又称橘皮，性温，味辛、苦，入脾经、胃经、肺经，可以理气健脾、调中、燥湿、化痰。

陈皮辛香苦温，可以入中焦，燥湿健脾。湿邪祛，脾才可以运化，健脾使脾化湿邪，陈皮还可以理气，疏通湿邪阻滞的气机；冬瓜淡渗利水；扁豆健脾、消暑化湿。三者共同发挥作用，使湿邪得以祛除。为了防止其祛湿太过，损伤阴液，加入黑豆补血养阴，让整个方子健脾、祛湿、消暑，而不伤阴。而且冬瓜配陈皮，一凉一温，陈皮能防止冬瓜伤阳，冬瓜能防止陈皮辛温伤阴。综合全方，药性都比较平和，给孩子健脾、祛湿、消暑十分好用。

我列方子的目的并不是纯粹推荐方子使用，关键是培养家长辨病、辨证的思维，重点是让家长明白孩子到底出了什么问题，而不是方子的使用方法。所以说，我书里面提到的方子虽然都是比较温和的，但家长也不能随便用。在用之前一定要在医生的指导下辨好证，或者跟案例特别相似才可以用。

·山楂麦芽饮，健脾消食又化积

孩子积食很常见，尤其是过节或者聚会的时候。春节前后是孩子积食的高发时间段，这时候家里准备的年货很丰富，家长再带自己的孩子去做客，总会被热情地招待，孩子大多喜欢热闹，孩子开心了，就会很有食欲，吃得多而杂，很容易发生积食。这时候来找我看病的家长就有很多，我把其中一个作为案例分享给大家。

有一个 2 岁左右的女孩，近两天来不想吃饭，也没有大便，一说话，还能闻到口臭味，孩子肚子有点胀，一按就疼。这种情况，就得了解一下孩子以前的情况，食欲不好是经常发生呢，还是只有最近两天。妈妈告诉我，孩子以前很正常，顿顿按时吃，饭量也正常，就是前两天去亲戚家吃肉吃多了。

原因出来了，这就是因为孩子吃多而导致的。孩子脾不足，功能不健全，吃得过多就会影响脾的功能，脾运化失常，对食物的消化吸收减弱，就会导致积食。胃中有食物，所以不想继续进食，就会食欲不振。食物停留在胃肠，郁而化热，热伤及津液，大便没有津液的滋润，就会便秘。食物腐熟在胃肠排不出去，就会腹胀、口臭。再看孩子的舌苔，舌淡苔白腻，正是食滞胃肠的表现。

再结合孩子的一般情况，孩子身型适中，不消瘦，精神面色也还可以，所以虽然积食影响到了脾，但对脾的伤害不大。

那么我们来思考一下上节我提出的四个问题。孩子生的病是积食，原因属于饮食所伤，证型属于饮食内积，病位在胃肠，伤及了脾。治疗上应该健脾和胃、消积行滞，可以给孩子喝山楂麦芽饮。

做法：取炒麦芽 10 克，炒山楂片 10 克，水 100 毫升，熬汁后，加入适量红糖，作为饮料给孩子喝。

这个方子里山楂、麦芽都可以消食化积。山楂味酸甘，性微温，归脾经、胃经、肝经，可以消肉食；麦芽味甘，性平，归脾经、胃经、肝经，可以消面食。二者均入脾经，可以消食健脾。

如果孩子积食严重，中焦气机受阻，胃气上逆引起呕吐的话，可以在消食的麦芽、山楂、神曲中加入行气的枳壳，做成消食方糕。做法：取糯米50克炒黄，再加入山楂、神曲、白糖各50克，麦芽100克，枳壳30克，一起研细搅拌均匀，再加入适量的蜂蜜，压成方形的糕点，有健脾和胃、行气导滞的功效。

值得一提的是，孩子积食不是说治疗了就万事大吉了，也要注意对孩子的调理，不能一边给孩子治疗一边让孩子大吃大喝，这样病是好不了的。积食的时候饮食要清淡，避免吃油炸等不易消化的食物。注意饮食要规律，不要一次性吃太饱，谨记"要想小儿安，三分饥与寒"。

但不是说孩子吃得越少越好，什么都有一个度。可以给孩子少食多餐，不能缺顿，尤其是晚餐，父母不能按成人的"晚餐吃少"的习惯约束孩子。因为孩子发育处于消耗营养的状态，体内储存的能量少，耐受饥饿的能力差，所以给孩子减少晚餐，孩子能量跟不上，可能会影响孩子的发育。

而且孩子容易积食的根本原因还在于脾不足的状态，所以家长不要等积食已经发生了再急急忙忙给孩子消食，应该在平时就注意健脾养胃。脾胃强壮，孩子才不易生病。脾主四肢，所以锻炼身体是健脾、增强体质的有效方法，家长要鼓励孩子在室外活动，注意锻炼的强度，要适中，动静结合，这会大大降低孩子积食发生的概率。

·芡实山药糊，益气补脾又止泻

大便失调也是孩子很容易出现的问题，一年四季都会发生，包括泄泻和便秘，其中泄泻发生的概率更高。越小的孩子脾越不足，越容易感受外邪或是被饮食所伤，越容易导致脾虚而发生泄泻。泄泻轻的话，及时治疗，对孩子影响小；如果孩子泄泻时间较长，体内的津液就会受损，用西医的话讲就是会脱水，造成气阴两伤，最终造成营养不良，进展成疳证。

有个 3 岁的小朋友，因为看到爸爸吃冰淇淋，闹着也要吃，吃完了没过一会儿就开始拉肚子，拉了四五次，大便很稀，像水一样，颜色偏淡，也不臭，拉完孩子就开始犯困。

这是因为孩子吃了冰淇淋后损伤了脾胃的阳气，脾胃虚寒，运化能力变差，水液的代谢失调，水湿和着大便而下，就会导致泄泻。

这种情况就应该补气健脾，我推荐家长可以给孩子做芡实山药糊。取芡实 500 克、山药 500 克，晒干，碾成细粉状，再加入 500 克糯米粉、500 克白糖一起拌匀备用。每次可以取适量混匀的粉末，加入冷水，调成稀糊状，然后蒸熟。

方中芡实味甘、涩，性平，归脾经、肾经，可以益肾固精、补脾止泻、祛湿止带；山药味甘，性平，归脾经、肺经、肾经，可以益气养阴、补脾肺肾、固精止遗。整个方子可以益气、补脾、止泻，适用于大便稀薄、体虚羸瘦的孩子。但小儿患急性肠炎、细菌性痢疾时忌用。

在这里我还要再强调一遍，一定要在辨证准确的情况下才能食用。

不同病的证型不同，治法也就会不一样。比如泄泻除了案例中提到的因为贪凉引起的，还有可能是在夏天受到了湿热邪气的侵袭，湿困脾阳，湿热随大便下注，引起泄泻。这样的泄泻就伴有热证的表现，大便量多，次数也多，气味很臭，有时会见到少许黏液。小便短黄，口渴，舌红，苔黄腻，这都是有热的表现。这种湿热泄泻就不适合单纯补脾止泻了，一定要在止泻的同时清热化湿。

治疗泄泻的方式有很多，脐贴就是非常有效的方式。案例中脾胃虚寒型的泄泻就可以用脐贴，它具有健脾温中、散寒止泻的功效。而且有研究表明，脐贴还可以改善肠道菌群的失衡状态，促进菌群的恢复，有效改善泄泻。

与泄泻相反的是大便干燥，便秘。如果是脾虚导致气虚，无力推动大便引起的便秘，推荐核桃粥，有润肠通便的作用。取核桃肉30～50克，去皮捣烂备用，取50克粳米煮粥，粥熟后加入核桃肉，调匀，浮起粥油时即可，早晚各服一次。核桃肉味甘，性温，归肺经、肾经、大肠经，可以补肾、温肺、润肠。核桃肉和补气的粳米同服，可以补脾、润肠、通便。

如果是因为肠内有积热而引起的便秘，大便会很干燥，像羊粪球一样，这种情况就需要清热润肠，可以吃菠菜粥。因为菠菜性凉，味甘、辛，归肠经、胃经，可以补血、利五脏、清热润肠，治疗便秘。做法很简单，就是在煮粥的时候加入新鲜菠菜，煮熟后加入少量盐调味即可。也可以把菠菜煮成汤，给孩子喝。

小儿推拿治疗孩子大便失常也很有用，而且能被孩子接受。可以给孩子摩摩腹，顺时针方向绕脐摩腹可以通便，逆时针方向摩腹可以止泻；摩完腹顺势按揉一下天枢穴，这是大肠经的募穴，而且穴位是有双向性的，便秘、泄泻都可以按揉。家长可以把推拿作为一种和孩子交流的方式，在与孩子的互动中完成调理。

· 山药百合粥，滋阴养液又健脾

有一类孩子，长期身体消瘦，面色发黄，头发稀少、干枯，怎么吃也吃不胖，给孩子和家长带来生理、心理及经济上的多重负担。在西医里，我们叫它营养不良，属于一种慢性疾病，经常采用补铁、补锌、补维生素等方式，但效果不一定让人满意。这在中医里属于疳证的范畴，中医对疳证的病机以及治疗方面都有深入的研究，具有独特的优势。

引起疳证的原因有很多，饮食不当、久病不愈、先天病弱等因素都会导致疳证，但其根本病机是一致的，就是损伤了脾胃，导致气血生化失常，津液不足。"盖疳者干也，因脾胃津液干涸而患"。如果很长时间没有治愈疳证，就会由脾迁延至其他脏腑。

疳证从轻到重分为3期：疳气、疳积、干疳。疳气期脾胃损伤不重，脾虚的表现较轻，津液损失轻微；疳积期脾虚症状加重，伴有积滞的症状；干疳期属于疳证后期，病情危笃，脾虚的症状很严重，气血津液都明显亏损，还会影响其他脏腑并表现出相应的症状。疳证的症状比较明显，家长能在早期就及时发现，等到干疳期才来治疗的很少，所以门诊疳气期、疳积期的孩子比较常见。

　　我接诊的患者中有一个孩子，5 岁左右，一眼就能看出身体明显消瘦，毛发稀疏、枯黄，皮肤偏干燥，精神状态不好，一副有气无力的样子。家长说孩子不爱吃饭，大便稀，还经常喜欢啃手指头。

　　这是疳证的表现，病情尚轻，属于疳气期，津液损伤较少。中医治疗疳证的有效手段很多，挑刺四缝穴是最常见的方式之一。四缝穴在第 2 至第 5 手指上像眼睛一样的指间关节中央。拿针迅速刺破，挤出一点黄白色的液体或者血液，每周 1 次，治疗 4 次，见效很快。但对于这种方式，孩子的依从性很低，会引起孩子的恐惧心理，而且家长操作还要注意消毒以防感染，在家庭操作性较低，一般适合在医院进行。

　　在这种情况下，食疗具有不可替代的优势，应采用健脾、补脾、滋阴的方式调理脾胃，让脾胃恢复运化的功能。可以给孩子吃山药百合粥。

　　取山药 20 克浸泡一夜，去皮、切片；取百合 20 克浸泡 6 个小时；再取 100 克粳米，三者放一起加入适量水、少量白糖，用大火煮，水沸腾后改用小火煮 30 分钟以上，将山药煮烂为止。粳米可以补中益气；山药味甘，性平，归脾经、肺经、肾经，可以益气养阴，补脾、肺、肾，固精止遗；百合性微寒、味甘，归肺经、心经，可以养阴消热、润肺止咳、清心安神。三者熬粥可以补气、健脾、养阴，治疗脾胃虚弱导致的疳证。

　　疳积的治疗和积食类似，因为积为疳之母，积食时间长了可以导致疳积。不同的是治疗积食时间短，要先去积食，再补脾，也就是"急则治其标"；而疳积时间长，脾胃损伤的程度更重，所以治疗上要"缓则治其本"，侧重于补脾。可以给孩子熬鸡内金粥，将鸡内金烘干研成粉末，每次取 2～3 克与粳米一起熬粥，对小儿疳积十分有效。

所有孩子的脾胃病，在治病的同时都要注意饮食调护。因为疳证的孩子身体虚弱，营养不良，所以妈妈给孩子补充营养的想法是没错的，但是需要家长注意，补充的方式要合理。

可以给孩子补充一些高蛋白、高热量的食物，但不能抱着吃得多就补得多的想法。疳证的孩子脾胃虚弱，运化能力十分有限，如果高营养的食物量太多不仅起不到作用，还会加重脾胃的负担，所以一定要做到由少到多，循序渐进，让孩子的胃肠对食物的耐受逐渐加强。还要注意饮食节制、有规律，少吃寒凉的食物，注意补充蔬菜水果，保证身体的营养充足而均衡。

第三章
感冒发热，是孩子正气不足的表现

· 正气抵不过外邪，孩子就容易感冒发热

　　孩子感冒是感受了外邪引起的一种外感疾病，是正气和邪气斗争的结果。正气战斗力不如邪气，就抵挡不住邪气的进攻，从而引起感冒。所以要想让孩子不感冒，关键不是减弱"邪气"的战斗力，而是"自强"，即强壮体内的正气。

　　正气是什么概念呢？就是能抵挡外邪的物质。我们把能抵御外邪入侵的正气称为卫气。《黄帝内经》中有对卫气的描述："卫气者，所以温分肉，充皮肤，肥腠理，司开阖者也。"这句话说明了卫气的功能：一是温养作用，保持体内的温度；二是调节毛孔开关的作用；三是防御作用，抵御外邪的入侵。卫气调节毛孔的开合，调节汗液的排泄，使身体保持一个相对稳定的体温，濡养肌表，使皮肤腠理致密，抵御外邪的入侵。

外邪侵入人体的第一道关口就是我们身体最外层的皮肤。腠理指的是皮肤的纹理，也就是皮肤之间的缝隙。卫气充分，腠理致密，外邪就不容易进入体内；卫气不足，腠理疏松，外邪轻易就可以侵入，所以生病的概率就高。

那么卫气是怎么生成的呢？这早在《黄帝内经》中就有论述："人受气于谷，谷入于胃，以传于肺，五脏六腑，皆以受气，其清者为营，浊者为卫。"也就是说，卫气的生成经历了两个阶段，与脾、肺关系紧密。

第一阶段就是五谷杂粮进入胃，由脾化生水谷精微；第二阶段是脾将水谷精微升清传至肺，肺开始发挥作用，肺将水谷精微分成两部分，其中清的、柔软的部分是营气，浊的、强悍的部分就是我所说的卫气。所以卫气生于脾、肺，受脾、肺的调节。

孩子脏腑娇嫩，形气未充，脾和肺均未发育完全，所以卫气的功能不强健，抵御外邪的能力也就不高。肺主皮毛，开窍于鼻，所以每当季节变化时，冷热变化无度，或者调护不当时，外邪变强，孩子卫气未固，体表腠理疏松，不足以抵抗外邪，邪气就会从口鼻、体表进入身体侵袭肺脏，肺脏功能就会失常，对卫气的调节失常，肺气宣发肃降失常，就会出现发热、怕冷、鼻塞、流涕、打喷嚏、咳嗽等感冒的症状。

总体而言，感冒的病位在肺脏，肺的功能失调才引发了一系列的症状。但由于孩子的脾也常常不足，所以脾的运化功能不强，因此孩子的消化功能往往也不太好，会出现肚子胀、不想吃饭的症状。脾运化水液失常，水液代谢失调，体内生痰，所以孩子感冒也会伴有咳嗽、痰多。孩子心气也是不充分的，感冒损伤心气，容易生惊。孩子还可能有夜啼、睡不好，严重时甚至会有抽风的表现。

而且感冒还会有大便不通的现象。因为肺与大肠相表里，如果肺功能失常，会影响大肠的传导功能，从而引起大便的排泄异常。这时候治疗感冒就要给孩子通便，釜底抽薪，帮助肺更好的恢复功能。

有个家长两个月里来门诊找了我两三次，每次都是因为孩子感冒，家长特别头疼，既担心孩子的身体，又要经常请假，问我有没有什么好办法。我告诉他，孩子经常感冒是因为孩子正气不足，在外邪侵犯人体时不能有效防御。只有补充了孩子的正气，孩子自己身体能抵抗外邪，才不容易生病。

所以家长不要每次等孩子感冒了再来看病，每次生病都是对孩子身体的一种伤害，应该学会预防，让疾病不发生或少发生。

预防感冒，首先可以带孩子经常在户外活动，多呼吸外面的新鲜空气，多接触大自然，让孩子慢慢能适应大自然的变化；其次，应该加强身体的锻炼，身体强壮了才不容易生病；还有，就是注意饮食调护，健脾补肺，让卫气得以补充；最后，也要避免邪气的攻击，气候变化时及时给孩子增减衣服，不让孩子接触其他感冒的人，保持室内通风，给孩子一个良好的生活环境。

·看上去一样的感冒，背后原因却不同

家长可能会有这样的疑惑，为什么孩子感冒有时流清鼻涕，有时流黄鼻涕，有时嗓子疼，有时不疼呢？都是感冒，为什么会有不同的

症状呢？

感冒是因为感受外邪引起的疾病，外邪主要包含风、寒、暑、湿、燥、火，其中以风邪为主，所以虽然都是感冒，但因为感冒病因的不同，症状也是不一样的。

如果是感受风寒邪气，会有发热、怕冷、无汗、头疼、浑身疼、打喷嚏、咳嗽的表现，咽部是不红肿的。因为卫气在体表与邪气抗争，所以会发热；寒主收引，会导致肌肤更加紧凑，体内的阳气不能到达体表温养皮肤，所以会怕冷；毛孔紧闭，汗液无法排出，所以会无汗；寒邪郁闭经脉，经脉不通，就会头疼、浑身疼；风寒邪气侵袭肺脏，肺功能失常，不能正常地宣发肃降，气道不通，就会鼻塞、流涕、咳嗽。

如果感受风热邪气，就会表现为：发热、怕风、鼻塞、流黄涕、咳嗽、有黄痰、咽部红肿、口渴。风热之邪侵袭肺卫，卫气抗邪，所以会发热；但热属于阳邪，对阳气的抑制作用没有那么强，所以怕冷的程度轻；热属阳邪，损伤津液，所以流的鼻涕偏黄，还伴有口渴症状；热烧灼津液，凝集成痰，所以会有黄痰；热邪上扰咽喉，所以会咽喉肿痛。

如果感受暑湿之邪，就会发热，无汗，或者即使出汗但仍发热，头晕，鼻塞，困倦，心烦胸闷，恶心，口渴，不想吃饭，可能会有呕吐、拉肚子的表现，小便量少色黄。暑邪多夹湿，二者常一起侵袭人体，暑湿邪气最易困脾，而孩子脾不足，容易被暑湿邪气遏制，升清作用失常，所以经常会头晕；脾运化失常，所以孩子不想吃饭、食欲差，大便失常，甚至呕吐；湿性重浊，所以湿邪困于体表，会导致困倦、疲乏；脾胃升降失常，就会导致心烦胸闷、恶心。

　　所以感冒不可一概而论，不能一感冒就去输液，吃抗生素。这些药性寒凉，或者容易产生耐药性，对孩子的身体不好，应该根据不同的证型对证治疗。

　　孩子感冒了，要先根据孩子的状态、症状辨证。首先分辨感冒是风寒、风热，还是暑湿感冒。辨证方式有很多，如果怕辨证辨得不对，可以结合多方面来判断。

　　可以从生病的季节来判断，春天、冬天一般多是风寒、风热感冒，夏天多为暑湿感冒，但不是全部，不能拘泥。也可以从孩子的全身症状来判断，风寒感冒发热、怕冷、不会出汗，流的鼻涕清稀，像清水一样，嗓子不红不疼；风热感冒发热的程度高、怕冷的程度低，可能出汗，可能不出汗，流的鼻涕偏黄稠，嗓子红肿疼痛；暑湿感冒也有暑邪重和湿邪重之分。暑邪属于阳邪，暑邪偏重时伤津的表现会明显，比如口渴、心烦等；湿邪属阴邪，湿邪偏重时，体内湿盛的表现明显，湿邪困脾，就会有不想吃饭、胸闷、恶心等症状。

　　但也不是说孩子感冒就一定是风寒、风热、暑湿中的某一种证型，也有可能是相兼的。因为孩子脏腑娇嫩，所以孩子生病易传变，疾病的转化、进展很快。而且孩子是"稚阳之体"，所以疾病很容易热化，即使是风寒感冒，也会有寒邪化热变成寒热夹杂的情况。

　　有个家长向我了解了一些关于风寒、风热感冒区别的知识，正好家里孩子生病了，根据寒热表现及舌象等判断出了孩子是风寒感冒，所以给孩子泡了葱白水喝。但孩子并没有像她预想中的那样痊愈，孩子还是鼻塞流涕，但却有了一些热象，比如口渴、嗓子疼等。孩子家长特别困惑，百思不得其解，又来门诊找我咨询。

一般来说，风寒感冒不会转化为风热感冒，而这个孩子的体质可能有所不同，风邪入里化热，光喝葱白水已经无法满足治病的需求，所以生病一定要辨好证，根据证型来变换治疗方式。

辨证还要辨疾病的表里、虚实。感冒是由于外邪从外侵袭体表而发病，孩子体内的正气和邪气在体表相争，所以属于表证。如果正气抵挡不住邪气，邪气进入孩子身体内侵袭其他脏腑，这就是里证。感冒刚开始属于实证，但感冒如果反复发作，或者久久不痊愈，就会进一步损伤孩子的正气，其表现就是虚证或是虚实夹杂之证。

所以家长不要小看感冒，不把感冒当回事，也不能随便给孩子乱用药，否则不仅会错过最佳治疗时机，还会损伤孩子的正气，让孩子身体更虚。

· 风热感冒和风寒感冒如何分辨

孩子感冒很常见，所以很多家庭都备有治疗感冒的中成药，但孩子感冒了，家长给孩子吃了感冒药以后症状却并没有减轻，这就是没有辨证用药的结果。所以怎么更明确地分清什么是风寒感冒，什么是风热感冒很重要。

我们从名字角度来区分，首先可以看出有"寒""热"之分。风寒感冒有寒邪的表现，寒主收引，孩子会怕冷、无汗，流清鼻涕，嗓子不疼，舌头颜色淡，苔薄白。

风热感冒有热邪的表现，所以孩子怕冷的程度不高，热邪会伤津，所以鼻涕黄稠，有黄痰，会口渴，嗓子疼，舌头颜色红，舌苔会偏黄。

所以我们做一个归类，将风寒、风热感冒的症状区别分为五大点。

一看孩子嗓子疼不疼。风寒感冒嗓子不红肿，一般也不会疼痛，但可能嗓子发痒。风热感冒会有咽喉的红肿、疼痛。

二看孩子的发热、怕冷程度。风寒感冒发热轻、怕冷重，风热感冒发热重、怕冷的程度轻。

三看孩子的鼻涕性状。风寒感冒鼻涕多清稀，风热感冒鼻涕多黄稠。

四看孩子是否口渴。风寒感冒一般不口渴，风热感冒多口渴。

五看孩子的舌苔的颜色。风寒感冒舌苔一般是薄白的，风热感冒的舌苔会带黄色。

总之，感冒大体不外乎风寒、风热、暑湿三大类。尽管不同的孩子症状不一定相同，但寒热的表现还是会有所区分，掌握了以上五点，在感冒初起时就能对感冒做一个初步的判断。

但小孩子感冒有个特点，风热感冒的概率大于风寒感冒，或者风寒感冒容易热化，所以有的孩子感冒时寒、热可以同时出现。因为小孩子疾病传变快，所以风寒感冒很容易入里化热，形成寒热夹杂之证，即在风寒感冒的基础上还有里热的症状，孩子会表现出口渴、咽红、面红、舌红、苔黄。这就很容易和风热感冒搞混，所以出现误治的情况就会很多。这样的感冒在清除体表的寒邪的同时，还应该清体内的热。

在前一段时间，正好是夏天，有个妈妈带孩子来看感冒。这个妈妈告诉我，孩子前两天感冒了，一直流清鼻涕，正好家里有银翘片，就给孩子吃了，但孩子感冒不见好。妈妈认为这是药力不够大的原因，就拿了抗病毒的药与银翘片一起配合给孩子吃了，心想这下感冒该被打败了吧，结果孩子的症状反而加重了，说话都有鼻音，孩子特别怕冷、还不住地咳嗽。妈妈只好带孩子来就诊了。

这正是因为没有分清风寒与风热的区别。夏天热邪较盛，所以这个妈妈想当然地认为孩子不会受凉，得的肯定是风热感冒，应该清清热，所以给孩子吃了银翘片。但家长们需要知道，夏天不一定就是风热感冒或暑湿感冒，也有可能因为家里空调温度低。孩子在外面出了一头大汗，身上的毛孔正处于开放的状态，腠理不紧密，这时回到家后，就会突然受凉而感冒。本来孩子就受了风寒，再给孩子清热，无异于雪上加霜，所以孩子的症状会加重。

这就告诉我们一个道理，生病了一定先要辨好证才能治疗。如果自己不会辨证，或者自己把握不好，那就得在医生的指导下用药。就像感冒，不能认为感冒是小病，就自作主张随便用中成药治疗，如果和证对不上，不仅治不好病，还会导致疾病迁延不愈。

对于抗生素，感冒没有发生感染时，也不要随便乱用，因为会产生耐药性。抗病毒药物对流行性感冒有作用，但不适合普通感冒。家长不能因为自己感冒曾经吃过药物，就把它当作经验之谈，不同人、不同季节感冒是不一样的，一定要具体分析病证，才能有效治疗，让孩子早日恢复健康。

·风热感冒，辛凉解表，喝点三豆饮、薄荷粥

风热感冒应该疏散风热邪气，治疗当辛凉解表。感冒初期邪气攻击体表，卫气在体表与邪气抗争，病位在肌肤表面，所以是表证，那么我们治疗时就应该解表，多采用具有辛味的中药或食材。

我在门诊遇到一个 5 岁的男孩，小脸红红的，眼睛也有点泛红，身上有点小汗，流着黄鼻涕，断断续续地一直在咳嗽。一摸额头，有点烫手，拿手电筒看了看孩子的嗓子，发现也是红红的，孩子舌红苔薄黄。然后我询问了妈妈孩子近两天的一般情况，孩子老想喝水，小便黄，晚上睡不踏实。

家长看到这个病例可以思考一下这是什么类型的感冒，不要直接翻到最后去看治疗方法。家长不能硬记什么病怎么治，生病的症状不可能每次都一样，治疗的手段也不单一。家长应该知道什么证型的疾病要采取什么样的治疗方式。

结合上节的内容，孩子嗓子红，想喝水，小便黄，舌苔薄黄，这说明孩子体内有热，伤到了津液。那孩子发热、流涕、咳嗽等症状则是外感邪气导致孩子感冒的表现。再结合孩子浮数的脉象，可以判断孩子感染了风热之邪。家长在家可以给孩子做薄荷粥，辛凉解表，以达到治疗的目的。

薄荷粥是一种很好的清热解毒的药膳，对咽炎的效果也不错。做法：取 100 克粳米熬粥，大火煮沸后转小火慢煮，直至米粒煮烂、粥煮稠时，

加入洗干净的 20 克薄荷叶，以及少量冰糖，煮沸即可。

薄荷性凉、味辛，归肝经、肺经，有疏散风热、清利头目、解表透疹的功效，很多解表剂中都加入了薄荷，所以给孩子吃薄荷粥，可以治疗风热感冒。但需要注意的是，薄荷发散解表的功效与其气味芳香、辛散有很大的关系，煮粥的时候不能煮太长时间，否则薄荷的有效成分挥发，就失去了它的药用价值。

薄荷粥发汗解表，所以不能多吃，防止出汗太多消耗孩子的正气，反而引邪入体内。本身身体虚弱、出汗很多的孩子也不能吃薄荷。

如果风热感冒发热严重的话，推荐三豆饮。三豆饮是著名医家扁鹊创立的处方，用来治疗痤疮、痘疹的患者。方子的组成很简单：黑豆、绿豆、赤小豆、甘草。赤小豆与我们现在的红豆类似，个头比红豆小，它虽然有祛湿的功效，但使用不当反而会伤及津液。于是清代有位医家叫彭子益，将方子进行了调整，去掉了甘草，将赤小豆换成了黄豆，成为了新三豆饮，可以起到养阴清热的功效。

做法：取黄豆、绿豆、黑豆各 50 克，加入少量冰糖，放入锅中大火煮沸后转小火慢煮。因为豆类的药效需要长时间煮才能发挥，所以可以多放点水，煮 2 小时以上后取汤，给孩子当水喝，少量多次服用。煮的汤一天内喝完，不要隔夜。3 岁以下的小朋友脏腑更加娇嫩，3 种豆的量要减半再煮汤。需要注意的是，三豆饮中绿豆是寒性的，风寒感冒引起的发热不适合使用。

方中黑豆味甘、性平，归脾经、肾经，可以补血安神、健脾补肾、益阴。黄豆味甘、性平，归脾经、大肠经，可以益气健脾、宽中、清热润燥。

绿豆味甘、性寒，归心经、胃经，清热解毒，可以止渴利尿、消暑除烦。三者配合，既可以清热，又可以补充热邪损伤的津液。对脾胃虚的孩子，可以用3种豆加上粳米煮粥喝。对睡觉不踏实的孩子可以加一枚乌梅一同煮。

如果感冒病情严重，孩子高热甚至抽搐时，家长应带孩子及时就医，及早处理，以免错过最佳的治疗时机。

·风寒感冒，辛温解表，喝点神仙粥

有一天邻居的孩子感冒了，邻居带孩子过来找我看病，见面就说："大夫，我家孩子感冒了，吃点什么药？"这个问题在门诊经常会有人问，孩子家长来了直接给个病名，就要知道怎么用药，这就是不懂辨证的表现。我反复对家长们强调，不要告诉我你的诊断，而是要向我描述一下孩子的症状。

邻居家长一愣，可能不明白为什么这么明显的病还要判断，但还是把孩子带到了我面前，并向我说明了孩子的情况。这个孩子4岁左右，因为怕冷，身上捂得很厚，流清鼻涕，说话有点鼻音。我摸了摸孩子的身体，额头稍微有点发热，身上没有汗。孩子舌淡，苔薄白，脉浮紧。

根据孩子的症状以及舌象、脉象，不难判断出孩子是风寒感冒。治疗原则是尽快排出寒气，应当辛温解表。家长可以给孩子吃民间广为流传的神仙粥，治疗因风寒引起的头痛、发热等症状。

方子的组成和做法都可以用一首歌诀表明："一把糯米煮成汤，

七根葱白七片姜，熬熟对入半杯醋，治伤风感冒保安康。"意思是取一把糯米（100克左右）熬成稀粥，再取7根葱白（约15克）、7片生姜（约15克）洗干净捣烂后放入粥中继续煮沸，大约煮5分钟后，加入适量食醋，搅匀起锅。

给孩子趁热喝下以后，盖上被子捂汗，以微微出汗为度。连续喝3~5次，一般感冒就能痊愈。

有的家长存在一种惯性思维：孩子感冒了，给孩子多盖几层被子，让孩子出汗。这种行为是不恰当的。"阳加于阴谓之汗"，人体的津液在阳气的作用下蒸发出于腠理形成汗，所以风寒感冒时适度发汗可以使邪随汗出。但发汗过多，体内的津液损失越多，消耗的阳气越多，就会损伤孩子的正气，导致身体虚弱，无力将邪气排出体外。所以不是被子盖得越多、出汗越多就越好。而且也要注意孩子的感受，盖的被子太厚，会让孩子不适，孩子会踢被子，这样一冷一热不利于感冒的治疗。或者孩子热得睡不好，就会引起夜啼。

方中生姜味辛，性微温，归脾经、肺经、胃经，可以发汗、散寒、解表。葱白味辛，性温，归肺经、胃经，同样可以发汗解表。两者相配，可以加强发汗的效果。

食醋性温，味酸苦，归肝经、胃经，既可以解毒，又可以开胃，让孩子有食欲，愿意喝粥。糯米味甘，性温，归脾经、肺经、胃经，可以补中益气、健脾养胃，既能防止出汗伤气，又能助醋开胃，增强药力的功效。姜、葱、醋与米合而为粥，治疗感冒见效快，粥到病除，所以叫作"神仙粥"。

葱、姜加入粥后煮 5 分钟，原因是葱、姜不能长时间煮，否则会破坏药效。神仙粥也不能长时间服用发汗，否则也会伤及正气，引邪入内。

喝完粥、发完汗以后，还要密切注意孩子的病情变化。因为孩子是稚阳之体，体内阴相对于阳不足，所以病情易变热化，而且变化十分迅速，使得风寒感冒在短时间内转变为风热感冒。因此家长千万不能一药喂到底，孩子感冒老不好，就要观察孩子症状的变化，思考治疗方法的正确性，及时告知医生，灵活运用治疗手段。

感冒也要注意饮食、生活调护。感冒期间，一定要保证充足的睡眠，这也是减轻病情的有效方式。注意保持室内通风，同时饮食要清淡，多喝热水，避免油腻、过饱饮食，否则积食化热，不利于感冒的恢复。

·暑湿感冒，清暑解表，喝点瓜皮茶

暑湿感冒多发生在夏天。暑为夏之主气，而且夏天雨季多，天气潮湿，暑邪和湿邪常一并存在，侵袭身体后会束缚体表，卫气失宣，所以会发热、无汗，或者汗出热不解。湿性重浊，所以湿邪侵袭体表会导致身体沉重、困倦。暑湿邪气容易困脾，导致脾的升降失常，脾不升清，就会头晕、胸闷，脾运化功能失常，就会导致食欲不振、泄泻，甚至出现恶心、呕吐等消化系统症状。暑为阳邪，易灼伤津液，导致口渴、心烦，小便短黄，舌质红，苔黄腻。

暑湿感冒不同于风寒感冒、风热感冒的初期，体表和体内都有邪气的侵袭，属于表里同病，所以治疗的时候不仅要解表，还要清除体内的暑湿之邪。如果治疗不及时，暑湿邪气缠留体内，就会消耗孩子体内的正气与津液，导致肺、脾更虚，无力驱除邪气，感冒就会长时间不痊愈。

亲戚家的小孩子，6岁左右，感冒了好几天不见好转，问我怎么回事。我给孩子看了看，又问了问孩子近几天的情况，得知孩子近来不想吃饭，老犯恶心，原本特别好动的孩子现在很安静，还老想睡觉，不睡觉的时候就一直说头不舒服，小便量少，发黄。孩子舌红，苔腻，脉数。再结合生病的季节——夏季，可以判断出这是感染了暑湿邪气导致的感冒。

但要注意还有一种疾病，症状和暑湿感冒类似，就是中暑。有的家长容易将暑湿感冒和中暑混淆起来，导致用药不当，延误治疗。

中暑多是在高温环境下活动引起的，暑湿感冒则是因为感受了暑湿邪气。而且暑湿感冒仍属于感冒的范畴，所以会有感冒的症状，比如鼻塞、流鼻涕、咳嗽、发热等。

中暑虽然也有头晕、恶心、发热、胸闷、腹部不适、不想吃饭等症状，但没有鼻塞、流涕等这些感冒的表现，而且中暑严重的会面色苍白，满头大汗，甚至会昏迷。

湿邪纠缠，使暑湿感冒一般持续时间会比较长。而中暑发病很快，只要采取了有效的干预方法，恢复也很快。

治疗中暑需要清热解暑，可选常见的中成药，比如藿香正气水。治疗暑湿感冒，清暑的同时也要解表，可以给孩子喝瓜皮茶，有清暑解表的功效，治疗孩子暑湿感冒发热。

做法：取西瓜皮 1000 克切碎后放入锅中，加入适量水，煮沸 20 分钟后再加入绿茶 10 克、薄荷 10 克，继续煮沸 3 分钟后，滤出汁液，给孩子当饮料喝。

西瓜皮性寒，味甘，归心经、胃经、膀胱经，可以清热解暑、生津止渴、利尿除烦。绿茶性微寒，味甘、苦，归心经、肺经、胃经，可以清热解毒、除烦渴、消食、利尿。薄荷性凉，味辛，归肝经、肺经，可以解表、疏散风热、清利头目。薄荷解表，西瓜皮、绿茶清热，可共奏清暑解表之功效。

但这个方子里寒凉之品较多，对于暑湿感冒中暑邪偏重的孩子效果好，却不适合湿邪偏盛的孩子，会助湿邪的增长，因此需要家长根据孩子的病情谨慎使用。

按揉穴位对干预治疗感冒也有很好的效果。可以给孩子按揉风池、外关，以疏风、祛邪、解表，暑湿感冒则可以加上中脘和足三里，健脾、和中、化湿，祛除在里之邪。

·时邪感冒，清热解毒兼解表，喝点芦根汤

除了外感风、寒、暑、湿、燥、火六邪外，还有一种特殊的邪气会引起感冒，叫作时疫之邪。这种邪气又叫作毒邪、疫气，属于杂气的一种，类似于导致各种急性传染病的病原体，是一种存在于自然界，人们不能感知到的微小的物质。一般杂气侵袭人体远远超过风、寒、暑、

湿、燥、火六气，时疫之邪引起感冒的病情同样会比一般感冒严重。

时邪感冒类似西医中的流行性感冒，发病很快，体温可达到39～40℃，是一种严重危害身体健康的传染病，还会并发肺炎、病毒性心肌炎等，尤其是孩子，免疫功能不强，更需要家长时刻注意。

时疫感冒多发生在气候突然变化的时候，孩子正气不足，免疫力低下，对时疫之邪的防御力更差，所以发病很快。症状表现是比较容易辨别的，肺系症状，如打喷嚏、流鼻涕、咳嗽等症状较轻，全身的症状重。时疫之邪易于侵袭肺经、胃经，刚发病时邪气会侵袭肺经，郁于体表，就会怕冷、高热，肌肉酸痛；疫毒之火上熏，就会咽红、目赤。时疫之邪侵及胃经后，胃气升降失常，胃气上逆，就会腹痛、恶心、呕吐。舌红苔黄，脉数。

有这么一个小孩子，3岁，已经发热了10天，在附近医院诊断为上呼吸道感染，治疗效果不佳，所以希望进行中医治疗，于是来我们医院就诊。来的时候孩子还是发热，在晚上的时候更严重，精神状态差，鼻塞、流鼻涕、咳嗽、腹痛、不想吃饭。

这个孩子感染了时疫之邪，已经到了邪犯肺经、胃经两经的阶段，不能用治疗普通感冒的方法治疗，应该解表加清热解毒，可以给孩子喝芦根汤。

做法：取芦根50克，白萝卜200克，葱白7根，青橄榄7个。将白萝卜洗干净后切块，葱白洗净后切段，芦根浸水10分钟，三者和青橄榄一起放入锅中，加入水煮至沸腾，再以小火继续煮约30分钟，过滤出汁液代茶饮。

芦根性寒，味甘，归肺经、胃经，可以清热生津，缓解肺部的燥热。青橄榄性平，味甘，归肺经、胃经，可以清热、利咽喉。白萝卜性凉，味辛、甘，归肺经、胃经、大肠经，可以清热生津、凉血止血、消食化滞。葱白味辛，性温，归肺经、胃经，可以发汗解表。方中的 4 种食材相配，既可以清热解毒，又可以生津补阴，还可以发汗解表以除邪。对于时疫之邪引起的感冒有很好的干预作用。

但时疫感冒一般病情严重，进展很快，而且难以痊愈，不像一般的感冒有自限性，严重的甚至会危及生命，每拖一天或者治疗不恰当，都会加重对孩子身体的伤害，所以当孩子高热，体温在 39℃ 以上时，家长最好还是及时就医，在医生的指导下对症处理，否则会延误病情。

孩子免疫力低，时疫之邪的毒性强，所以当时疫之邪攻击孩子时，孩子很容易患时邪感冒，因此对孩子的调护显得尤为重要。

时邪具有传染性，因此要减少孩子与时邪感冒的人接触。时邪感冒高发期时要开窗通风，保证室内气体流通。还要给孩子接种相关疫苗，这也是预防时邪感冒的有效手段。孩子患了时邪感冒的时候不要着急，早发现，早治疗，注意休息、饮食。孩子脏器清灵，很快能恢复健康。

·请注意：这些病症常常和感冒混淆

很多儿科疾病初发时跟感冒的症状很相似，会让家长以为孩子是感冒而轻视，引起不可估量的后果。其实只要仔细观察，还是可以发现有不同之处的，家长要掌握这些关键的不同，就可以及时辨别，及时治疗。

感冒容易与肺炎混淆。感冒的孩子精神状态一般不会变化太大，食欲的改变也不会太大，睡眠尚正常。肺炎的孩子则经常烦躁、哭闹，或者昏睡，食量会显著下降，会因为憋气而无法入睡，而且肺炎的孩子大多会发热，温度一般较高，多在38℃以上。所以普通感冒与肺炎辨别起来比较容易。孩子感冒高热时，也会有昏沉、不想吃饭或是睡眠异常、体温高的表现，与肺炎的症状相似，不易分辨，可以从以下几个方面分析：

肺炎发热常表现为持续不退，使用退热药的效果不佳。感冒则相反。还有一点，肺炎经常会咳嗽，且常常伴有呼吸困难，孩子会憋气，鼻翼扇动明显，胸部憋闷，严重的会张嘴呼吸，面部、嘴唇发绀。感冒则一般不会有这样的表现。如果家长发现孩子有肺炎的症状，一定要尽快就医，早治疗，早恢复。

不只是肺炎，还有一些孩子常见的传染性疾病初期也有类似感冒的症状。

有一个小孩子，来的时候也是发热、打喷嚏、咳嗽、流鼻涕。孩子妈妈以为是感冒，就给孩子做了相应的处理，但症状没有缓解，还经常见孩子流眼泪，于是感冒第二天下午就来找我看病。我给孩子做了个初步的检查，发现孩子嘴唇内侧有几个小小的灰白色小点，小点周围有一圈红晕，这其实是麻疹的前期表现，却因为有与感冒相似的呼吸系统症状而容易被家长忽视。这种疾病的传染性强，家长要十分注意，不要乱用药，一定要及时治疗。

　　流行性腮腺炎也是常见的儿科疾病，发病初期也有普通感冒的症状，容易被忽视，但往往一段时间后会有一侧脸部的肿胀，变化很明显。如果不及时治疗，可能会引起化脓性腮腺炎。

　　有的孩子患有过敏性鼻炎，每次发作时会有鼻塞、流鼻涕、打喷嚏的现象，容易被认为是感冒了，其实二者不难辨别。鼻炎发作的时候会有痒的感觉，所以孩子会不由自主地揉鼻子，而且还会因为鼻子里痒而不断打喷嚏。感冒一般表现为鼻塞，不会有发痒的症状。而且鼻炎不像感冒有浑身怕冷、发热、没有力气、浑身酸痛这样的全身症状，它一般表现在局部，症状局限在鼻咽部。

　　我们前面详细介绍了风热感冒的特点，会有咽部的红肿疼痛，这个现象容易被认为是"上火"了，所以大人就会下意识地买一些清热解毒药自己解决，比如牛黄上清片、双黄连口服液等，或者会买一些润喉片来润润嗓子。这样看到一个症状就立刻判断出证型的做法是错误的，家长只看到了局部、片面的症状，不知道结合全身表现来判断。如果还有感冒的症状，这个疾病更多的概率是风热感冒，而不是上火了，治疗应该辛凉解表，而不是清热解毒。

　　所以说不要因为感冒是个小病就忽视它，因为感冒进展快，不处理的话，感冒可能发展为其他疾病，而且我们看到的类似感冒的症状可能是其他疾病引起的，所以家长对于小病不要轻视，不要拖，要时刻关注孩子的身体，让孩子从小就有健康的身体！

·处理孩子的感冒发热、鼻塞，中医有妙招

孩子感冒了，家长最担心的其实是孩子发热，担心温度太高损害神智。但家长要明白一个道理，孩子发热是正邪交锋的结果，属于机体抗邪的反应，邪气除了，热自然就退了，所以适度的发热是好事，及时治疗感冒即可。不过，如果发热持续高于38.5℃，就会对孩子的身体造成损伤，这时候就应该及时降温。

那么有哪些方法简单、容易上手，可以在家里操作，同时又十分有效呢？首先可以用物理方法降温。可以用冷水袋、冷毛巾敷前额；或者用酒精擦拭法，用75%的酒精加1/3的水，取柔软的毛巾蘸湿，擦孩子的手脚心、前胸、腋窝、大腿根，每个部位擦2～3分钟。这时候要注意给孩子的身体做好保暖工作，防止再度受邪。

小儿推拿也是不错的方式。孩子感冒发热的时候可以给孩子清天河水，治疗发热十分有效。天河水是一条线，从腕横纹的中点到肘横纹的中点，操作的时候将示指、中指并拢，用指面从腕部中点推向肘部中点，推2分钟左右。发热的时候操作，热退了停止。

孩子发高热，容易引起神昏、抽搐甚至惊厥等危象，要马上处理。可以找医生给孩子十指的十宣穴放放血，治疗发热效果显著。

家里有退热药的，不要自行给孩子吃，因为这类药多是中枢性解热镇痛药，如果吃的量不对，或者选择药物不恰当，可能会对孩子造成不可挽回的损伤。

比如复方阿司匹林片中含有兴奋药，对于孩子不良反应大，尤其是5岁以下的孩子，神经系统还未发育好，给孩子吃了就可能会诱发神经异常症状。阿苯片如果用量偏大，会导致孩子昏迷不醒。

还有很多家长会带孩子打退热针，退热针虽然见效快，但不推荐。首先它维持时间短，退热快，发热也快。而且孩子发热的时候，缓慢降温可以给孩子的身体一个适应的过程。如果突然温度变低，孩子身体会不舒服。但如果孩子高热，体温大于甚至远超38.5℃，容易引发惊厥、抽搐等危险的症状，这时候用退热针可以快速控制体温。

孩子感冒时经常会鼻塞，但婴幼儿呼吸系统未健全，鼻子阻塞对更加年幼的孩子影响会较大，因此家长也要掌握一些处理鼻塞的小办法。

感冒时鼻黏膜容易充血肿胀，家长可以拿温热的湿毛巾敷一敷鼻根部，能有一定的缓解作用。如果鼻腔内有分泌物堵塞，可以拿棉签蘸取一点温水，探入孩子的鼻孔内轻轻旋转，将分泌物拖出。

如果鼻塞影响到了孩子的呼吸，导致孩子嘴唇发绀时，可以拿勺子放在孩子的口中，让孩子能用嘴呼吸，从而缓解缺氧的状态。但通过嘴巴呼吸不是正常的呼吸状态，我们只是帮助孩子用嘴呼吸，暂时代替感冒时阻塞的鼻子。如果孩子长时间主动用嘴呼吸，就要去医院及时就诊。

·未病先防，预防感冒的小方法

我们前面多次强调已病治病不如未病先防，孩子感冒也是这样。孩子容易感冒，感冒后容易复发，这正是孩子正气不足的表现。家长可以通过一些小方法提高孩子的免疫力，让孩子少生病。

在孩子的生长发育过程中，饮食占据着重要的地位，通过调整饮食可以帮助孩子提高正气以防治感冒。可以给孩子吃一些富含维生素的食物以增强免疫力，比如胡萝卜、白菜、金橘等。可以给孩子吃一些含锌的食物，含锌的食物可以抑制病毒，同时提高机体吞噬细胞的功能，肉类、肝脏等富含蛋白质的食物里含锌量也较高。可以适当补充一些含铁的食物，比如菠菜、油菜、木耳、奶类、肉类等，但不能补充过多，否则会打乱微量元素之间的平衡，并且促进有害细菌的繁殖。对于婴幼儿来说，他们自身的免疫系统尚未健全，免疫物质大多来源于母乳，所以特别小的孩子要坚持母乳喂养。

感冒时注意饮食的清淡、稀、软，不能吃油腻、滋补的食物，不要放胡椒粉、辣椒粉等刺激性的调味品。风寒感冒的孩子不能吃生冷的食物，风热感冒不要吃辛辣的食物。海鲜类食物也不要给孩子吃，一是容易过敏，二是海鲜多性凉，容易引发或者加重感冒。香菜是一种发散性的食物，孩子反复感冒或者本身气虚的，也不宜吃。

通过调养起居来预防感冒。监督孩子勤洗手，讲卫生。在室外避开咳嗽、打喷嚏的人。经常开窗通风，保持室内空气新鲜。带孩子多参加爬山等有氧运动，以提高孩子的免疫力。多喝水，给孩子准备一个喜欢的杯子，装上水，让孩子随身携带，把喝水当成习惯。感冒的时候，尤其在出汗后，体内水分缺失，更要及时补充。

还要注意保暖，尤其是足部，不要让孩子光着脚乱跑，晚上睡觉时，把孩子的脚部盖上。夏天孩子玩累了、浑身汗的时候，不要让孩子立刻进空调房，也不要给孩子喝冰水，不能用凉水洗澡或洗头。如果孩子感冒了，要保持充足的休息，合理的休息可以促进感冒的恢复，降低身体的消耗，提高机体对抗邪气的能力。

还可以用一些中医外治的方法帮助孩子提高正气，这些中医外治方法都容易操作，危险性低，而且也能被孩子接受。比如足浴就是一种有效的方法，足部是脾经、胃经、膀胱经、肾经、胆经、肝经的汇集部位，通过泡脚可以有效激发经络的经气，起到治疗的作用。

可以将具有治疗作用的中药水煎后取汁放入桶中，待水温时，给孩子泡脚，温度要以能被孩子接受为度。泡脚的过程中要保持水温，时间不要超过 30 分钟。风寒感冒可以用麻黄 15 克、桂枝 15 克、紫苏 15 克、生姜 10 克、甘草 10 克。风热感冒可以用金银花 50 克、连翘 50 克、桔梗 30 克、薄荷 30 克、淡豆豉 20 克、大力子 20 克。

有种说法是中药泡澡治疗感冒也有效果，但我不提倡大家这么做。孩子感冒免疫力低下，洗澡时稍不注意就会再次受凉，反而加重感冒。

按揉穴位也可以帮助孩子对抗外邪。家长可以按揉孩子肺经的穴位，帮助肺行使对卫气的宣散功能，驱邪外出。鱼际是肺经的荥穴，荥主身热，既可以调理肺经的气血，疏通经络，还可以散热，治疗孩子感冒发热。合谷是大肠经的穴位，与肺经相表里，按揉合谷也可以帮助治疗感冒怕冷、发热的现象。风池是胆经上的穴位，疏散外邪的作用很强。

以上方法结合小儿推拿效果会更好。补充正气首先要补脾、补肺，脾气足让卫气生而有源，肺气足则卫气运行正常，因此可以给孩子补脾经和肺经。肺经在孩子的无名指末节螺纹面，脾经在拇指末节螺纹面，做法是顺时针旋推指面，可以推 200 次左右，一周可以操作 3 次左右。当然不局限于这两处按摩，脊柱、膀胱经位于孩子的背部，背部是孩子的阳面，也是阳气汇聚之处。家长可以给孩子捏捏脊、推推膀胱经，宣散气血，通阳祛邪，对于孩子感冒的预防与治疗都有好处。

很多大人在感冒的高发期都会买一些板蓝根颗粒冲服来预防感冒，也同样会以相同的方法给孩子预防。这种预防方法是不可取的。因为板蓝根颗粒属于清热解毒类药物，药中很多成分是凉性的，只适合风热感冒，对于风寒感冒则无效或者起到反作用。而且孩子的脏腑娇嫩，对药物敏感，不像大人耐受性强，大人不管生病与否，喝两包板蓝根影响不是很大，小孩子就不能这样做了，一方面可能起不到预防治疗的作用，反而伤害身体，另一方面滥用板蓝根可能会导致过敏现象。因此家长要采取科学有效的方法提高孩子身体的免疫力，不可偏听、偏信，一定要问过医生，在医生的指导下进行。

▎第四章
咳嗽有痰，给孩子清清肺火

·肺阴虚的孩子更容易上火咳嗽

　　说起咳嗽，这是临床儿科最常见的症状之一，大概每个孩子都曾发生过。对于咳嗽，家长应该都不陌生。咳嗽、有痰，说简单也简单，只要治疗方法正确，很快就能恢复健康；但它说难也难，如果咳嗽治疗不及时，或者用药不恰当，延误时机，咳嗽长时间痊愈不了，甚至会引起其他并发症，对孩子的生活、睡眠、身心健康都有很大的影响。

　　我们先来探讨一下咳嗽发生的原因，明确原因后，才能制订相应的治疗方案，治疗效果才能好。不能一看见孩子咳嗽就用所谓的"特效药"，不谈疗效怎么样，首先要考虑小孩子受药物影响大，不能随便用药。

　　咳嗽主要和肺有关。肺主宣发肃降，让体内赖以生存的气能够正常运行，所以当邪客于肺时，气道不通畅，气机升降失常，气逆就会引起咳嗽。其病因跟其他疾病一样，分为外因和内因。外因和感冒相似，多是外邪侵袭，《医学三字经·咳嗽篇》中说过："肺为脏腑之华盖……只受得本脏之正气，受不得外来之客气，客气干之则呛而咳矣。"可见外邪入侵肺时，肺的功能受到影响，就会引起咳嗽。

内因主要是因为脾、肺虚弱。脾为生痰之源，肺为贮痰之器。孩子脾常不足，容易受各种饮食、环境因素的影响而引起脾虚，脾虚则运化水液的能力减弱，就会导致体内水湿代谢不正常，凝聚成痰。痰储存在肺中，痰湿蕴肺，阻碍气道，肺失宣降，就会引起咳嗽。

如果孩子脾、肺虚弱，有痰，同时又因为外邪入里化热或体内积食化热等原因导致体内生热时，热与痰相结，痰热蕴肺，阻碍肺的气机，也会引起咳嗽。

如果孩子生来就体质虚弱，或者因为长期生病，导致脾、肺不足，体内气血虚弱，气弱无力推动津液运行，同样会生为痰浊，积于肺部，引起咳嗽。这种咳嗽多因为气虚而表现为久咳，而且咳嗽多没劲儿，咳声低微。

还有一种情况是孩子肺阴亏虚。健康的孩子体内阴阳是维持着动态平衡的，阴和阳相互制约。肺阴虚时，阴比正常情况时不足，阳和阴比较，阳偏多，阴制约不了阳，就会生热、生燥。热邪、燥邪损伤肺络，就会引起咳嗽。

我在多年的临床观察中，发现肺阴虚的孩子更容易发生咳嗽，这跟孩子生理病理特点是密不可分的。

孩子是"稚阳稚阴之体"，体内阴、阳相较于大人均是不足的。

阳是指能帮助孩子生长发育和对抗疾病所需要的"能量"，阴是指满足孩子身体中气血、津液所需的"物质"。孩子为了适应环境、社会的各种因素，他的身体和生命功能都会快速地发育，同时所消耗的气血津液也是巨大的。气血依赖于部分功能产生，又要向全部功能供给，使得体内的气血津液跟不上生理功能的变化，就会导致阴不如阳。换种说法，就是孩子是"纯阳之体"，即阴、阳均不足，但阳相对于阴来说是有余的。

孩子特殊的生理特点，使孩子生病有了潜在性的基础，即阴比阳不足，而肺阴虚的孩子则加大了这样的差距。阴愈少，对阳的制约愈弱，引起阳亢。阳亢则易生热，热损伤肺，肺失宣降，就会咳嗽。

这也和孩童时期的体质及其生理功能相关。中医学重视疾病传变（即发展变化）的规律，孩子生病易于传变，而且传变方向易于热化。比如感受风寒邪气，邪入里化热；譬如孩子有痰，痰阻气郁，气郁化火，这些内生之热都会灼烧肺的阴液，导致肺阴虚。阴虚生热，热伤及肺，导致咳嗽。

·咳嗽、有痰，就一定是孩子有肺热吗

我曾接手过这样一个小病号，孩子不停地干咳，痰几乎没有，有的话量也很少，而且是黏性的，很难咳出来。孩子说话声音有点哑，容易口干，想喝水，嗓子里发痒，会不自觉地摸脖子，孩子舌头红红的，苔少，脉细数。

很显然，孩子的问题是咳嗽。家长可以先根据自己的经验判断一下这是什么类型的咳嗽，治疗想从哪方面入手，思考过后再来看看结果。这样的方式对培养家长辨病辨证的思维是大有裨益的。

咳嗽的突出表现不外乎两点：咳、痰。我们可以根据这两人表现的不同来判断是哪种咳嗽。外感的咳嗽声音多是高亢的，内伤的咳嗽声音则比较低沉。还需根据其他症状一起分析辨别，辨清表里、寒热、虚实。

外感咳嗽起病较急迫，多属表证、实证，所以外感咳嗽就会有表证的表现，跟感冒一样，分风寒咳嗽和风热咳嗽。风寒咳嗽除了怕冷、发热、无汗、头痛、鼻塞、流鼻涕、嗓子痒等症状外，还表现为咳嗽声音重，咳白痰。这时候的痰多是清稀的，舌苔是薄白的。风热咳嗽的孩子会发热、微汗、流黄鼻涕、口渴，嗓子红肿、疼痛，咳嗽时会有黄黏痰，在嗓子里卡着，不易咳出来。

内伤咳嗽起病缓慢，病程较长，属于里证，多虚证或者虚实夹杂，所以咳嗽的声音多是低沉的。内伤咳嗽分四种情形：痰湿咳嗽、痰热咳嗽、气虚咳嗽和阴虚咳嗽。前两种均与脾虚有关。脾虚则运化水湿无力，水湿无法正常代谢，体内生湿、生痰，所以这两种咳嗽痰的量多。两者的区别就是体内有没有热。痰湿咳嗽不挟热，痰湿上贮于肺，导致胸中气不顺，孩子就会胸闷；痰阻碍清气上升，就会困倦；痰湿性重浊，所以肢体多沉重，不想动弹；痰通过气道到达喉咙，嗓子中就会有痰的呼噜呼噜声。这种痰是容易咳出来的，颜色发白，质地清稀，孩子舌苔是白腻的。

痰热咳嗽的孩子体内挟热，痰热互结，上贮于肺，胸部气机阻滞，热灼阴液，就会心烦不宁；阴液不足，就会口渴、尿黄、大便干；热由内向外发散于体表，就会发热。这时候的痰因为被热煎熬，质地和痰湿咳嗽的痰不同，是黄的、黏的，所以不容易被咳出来。

气虚咳嗽和阴虚咳嗽也可以根据体内有无热来区分。气虚会导致咳嗽声音无力，且气虚疾病痊愈得慢，所以多是久咳。这种咳嗽的痰是白的、清稀的，同时还有气虚的表现，比如面色苍白、气短、说话声音低微，不想活动，出虚汗，舌头颜色淡，舌体微微胖大，边上有齿痕。

阴虚生内热，阴虚咳嗽的孩子体内有热，阴液亏虚，所以痰量偏少，而且质地黏稠；孩子经常干咳，以致于孩子喉咙发痒，声音嘶哑；阴虚咳嗽还有阴液不足、阳热旺盛的症状，所以孩子经常口渴、咽干；阴虚严重的会有午后潮热、手脚心发热，更甚者热烧灼肺络，损伤严重会致痰中带血丝。孩子舌红、苔少也是阴虚的体现。

家长可能会有疑问，外感风热咳嗽、痰热咳嗽、肺阴虚咳嗽都有热象，那怎么能正确地区分呢？首先我们来辨别表里证：外感风热咳嗽有打喷嚏、流鼻涕、发热、怕冷等表证的征象，其他两种没有，容易区分。

难以辨认的是痰热咳嗽和阴虚咳嗽，二者都是里证，都有口渴、咽干、小便黄等热象，痰的颜色也都是黄的，而且痰热咳嗽还会转化为阴虚咳嗽，使得两者的界限不是特别明确。这时候我们可以看痰的量和听声音：痰热咳嗽的孩子痰量多，嗓子里往往能听到痰鸣声；阴虚咳嗽的孩子痰量少而黏，常常表现为干咳，咳嗽声音多是嘶哑的。这样的区别主要取决于热损伤阴的程度。痰热咳嗽的孩子阴虚的症状不明显，但如果治疗失当，热继续煎熬津液，就会导致阴虚。阴虚程度较重时就会有午后潮热、手脚心热的表现。

那现在我们回到前面再看看病例，孩子容易口干，想喝水，嗓子痒，舌头红，苔少，脉细数，这是体内有热的表现。接下来我们分析是痰热咳嗽还是阴虚咳嗽，发现孩子干咳、痰少而黏，说话声音嘶哑，所以属于阴虚咳嗽。

·孩子急性咳嗽，不要着急止咳

明确了病因，我们再来谈谈咳嗽的治疗。其实我们的身体有一个自我调节系统，受到疾病的侵袭或者体内异常因素的影响时，就会从各个方面将失常的因素祛除。比如说邪气从体表由外向内攻击身体时，卫气就会跑到肌肤表面与邪气抗争，表现出的现象就是我们的身体发热了，所以此时的身体发热其实是祛邪的表现。那么当我们身体里有痰时，机体就会启动"咳嗽"这个功能，将痰咳出去，降低痰浊对生理功能的影响。

很多家长看见孩子咳嗽就急忙给孩子吃止咳药，这样的做法是错误的。单纯止咳，痰仍在体内停留，根没除掉，疾病就不会痊愈。因此，孩子生病时，不要只针对某一个症状，比如感冒发热不要只想着退热，咳嗽不能只考虑止咳，而是应该找到疾病的症结，做出相应的治疗。

有个 4 岁的小男孩，找我看病的前两天因为受凉而引起了感冒、发热，伴有咳嗽。孩子妈妈因为不想给孩子打点滴，所以没有给孩子处理。就诊时，孩子咳嗽，有白痰，身上仍发热，但精神还不错。孩子舌淡红，苔薄白。询问孩子妈妈，孩子最近的饮食、大便、睡眠都还正常。

这个病例很明显，孩子是外感风寒咳嗽。风寒之邪由肌表侵袭孩子的身体，使得邪气闭肺，肺气失宣，就会发为咳嗽。治疗原则应该是辛温解表，祛除在表之邪，使孩子体温恢复正常，邪不客肺，咳嗽自然就消了。

我推荐大家一个食疗的小方子——萝卜蜂蜜饮，可以祛寒宣肺、祛风止咳，治疗孩子的风寒咳嗽。方法很简单，取 5 片白萝卜、3 片姜、3 颗红枣，一起放入锅中加水煮沸，然后继续煮 30 分钟，去掉里面的沉渣，加入少量蜂蜜，调匀后给孩子喝。

方中白萝卜味辛、甘，性凉，可以清热凉血、化痰止咳；姜片味辛、性温，可以发散风寒，祛除表邪；蜂蜜味甘性平，可以润肺止咳；加上甘温的大枣，可以补中益气，缓和药性，特别适合体弱容易感受风寒感冒的孩子。但切记，风热感冒或者风寒感冒入里化热的孩子不能服用。

同样情况的还有一个女孩。这个孩子 10 岁，也是因为受到了风寒邪气而引起的咳嗽，但孩子的痰是黄稠的，难以咳出，并伴有咽喉的不适。除此之外，孩子的饮食、大便是正常的，舌红，苔黄腻。

这个孩子虽然刚开始也是外感风寒咳嗽，但外邪入里从阳化热了，热烧灼津液，表现出来的就是黄痰，所以治疗时应与上一则病例区分开，祛除在表之邪的同时还要清里热。

相信有家长注意到了，我在前两个病例中，都问及了孩子的饮食、大便，这又是什么原因呢？饮食、大便跟脾胃有关系，也就是说，我想要看感冒对脾胃功能的影响程度。因为小孩子咳嗽时，肺气宣降失常，容易扰乱中焦脾胃的气机。气的运行不顺畅，脾的功能就会失常，助痰内生，上犯于肺，从而进一步影响肺。所以治疗咳嗽的时候不能只着眼于肺，还要注意脾是否受到了影响。

这两个病例都属于急性咳嗽，发病时间短、急骤。治疗时结合孩子"脏气清灵，易趋康复"的特点，用药要简单，病好了就要立刻停止用药。孩子的急性咳嗽经过正确的治疗后，康复的速度是很快的。如果给孩子吃了两三天药，不见咳嗽好转，就要灵活变通，考虑是不是用的药不恰当，及时做出调整。

·孩子慢性咳嗽，祛痰健脾是关键

慢性咳嗽是指孩子咳嗽的病程持续了比较长的时间，这时候的治疗与急性咳嗽不同，需要结合慢性咳嗽的特点施治。导致孩子慢性咳嗽的因素很多，跟孩子的体质、饮食、生活习惯都有相当大的关系，我根据多年的临床经验，总结出了慢性咳嗽发病的 5 个特点。

一是痰在孩子的慢性咳嗽中起到重要的影响。孩子长期咳嗽老不好，痰是一个关键性因素，尤其是反复发作的咳嗽，更要重视痰，只有杜绝生痰的源头，咳嗽才能康复。有声无痰谓之咳，有痰无声谓之嗽，有声有痰谓之咳嗽，因此治疗孩子的慢性咳嗽，祛痰为关键。

孩子脾常不足，脾失健运，水湿内生，聚而成痰，向上贮于肺，就会引起咳嗽，所以痰根于脾。有些孩子本来因为感受了风热邪气，导致邪热犯肺，治疗的时候使用了很多抗生素，或者用的清热寒凉的药物过多，就会损伤脾的阳气。水液的代谢失常，就会产生痰，痰藏于身体，就会导致长时间咳嗽。

有个男孩子 8 岁，断断续续咳嗽了半年多，用过很多方法治疗，效果不是很理想，总是在吃完药后咳嗽停止了一段时间，但没过几天，咳嗽就又发作了，而且常常在稍微吃点凉东西后发作。家长因为孩子的咳嗽问题发愁了很久，因为这对孩子的身体健康以及孩子的生活都有影响，于是在同事的介绍下抱着一线希望来找我看病。

这个孩子咳嗽，在早晚的时候加重，痰量多，能听到喉间的痰鸣声，但咳出来不是很容易。孩子经常口渴，食欲差，吃完饭不容易消化，经常腹胀，大便常稀，舌头红，苔厚腻，脉滑。这就是典型的脾虚有痰的表现，痰郁久化热停于肺，所以又会有肺热的表现。每当孩子吃凉的东西时，就会损伤脾阳，运化功能减弱，水湿就会加重，使得痰生成增加，引起咳嗽。这个孩子的咳嗽是虚实夹杂的，脾虚为本，痰热为标，应该标本同治，清肺热，健脾、祛湿、豁痰。

二是孩子慢性咳嗽常伴"脾虚"。这个好理解，道理和第一点一样。治疗失当，或者用了寒凉药过多，或者受饮食所扰，会伤及脾。脾虚就会生痰，痰不消，咳嗽不停；咳嗽耗气，使得肺气虚，而肺参与气的管理，肺气虚会影响到脾，脾虚会引起湿滞，又会影响到肺；而且肺气的来源与脾化生水谷精微密不可分，如果长期咳嗽，就要考虑气的来源——脾是否出现了异常。

三是孩子慢性咳嗽时常常虚实夹杂。肺、脾气虚为虚，痰浊为实，治疗的时候应该辨别轻重缓急，急则治其标，缓则治其本，灵活用药。

比如孩子长期咳嗽，但近期因为吃了冷饮导致咳嗽加重，发作频繁，痰多易咳，这时先要考虑祛痰止咳，减轻骤然频发的咳嗽对孩子的影响，再思考脾虚的问题；如果孩子长时间咳嗽不见好转，近期也没有加重的趋势，一时的止咳之法并不能根治咳嗽，应该从脾论治，以健脾祛湿为主。

四是孩子慢性咳嗽伴大便的异常。孩子生病还有一个特点，肠胃病概率大，饮积食滞于胃肠中，积食化热，气机阻滞，扰乱肺气，也会咳嗽。这种咳嗽属于肺胃不和，咳嗽的时候往往伴有腹胀、食欲减退、大便干结的表现，咳嗽之后还可能伴有呕吐。肺与大肠相表里，这时候应该通利大便，使肠胃积热顺势而出，热去邪去，咳嗽就会停止了。

五是孩子慢性咳嗽的表现以热证居多。因为孩子是"纯阳之体"，疾病容易化热。若是因为外感六邪引起的咳嗽，侵入体内时都容易化热；若是脾虚痰湿引起的咳嗽，痰湿停滞，容易郁而化热。因此临床上会见到孩子咳黄痰、口渴、小便黄、大便干的肺热之象，治疗的时候为了防止热邪伤阴，就要及时清肺热。

·用这个穴位给孩子清一清肺热

中医用这样一句话形容孩子：脏腑娇嫩，形气未充。它的意思是，孩子的脏腑还没发育完全，较之成人的娇嫩，各种生理功能也是不完善的，只有在先天的基础上加上后天的补充才能逐步发育成熟。所以说，孩子的五脏六腑都是不足的，但其中肺、脾、肾表现尤为明显。

肺在前面的篇幅已经着重介绍过了，它在中医里的作用非常强大，是人体的第一道防线，主管一身之气，管理体内与外界气的交换，使人体吸入清气呼出浊气，从而维持正常生命活动。

儿童除了保持正常生理活动外，还要满足生长发育的需求，所以肺常常处于不足的状态。"肺合皮毛，开窍于鼻"，风、寒、暑、湿、燥、火等外界的邪气无论从皮肤还是鼻子进入人体时，首先"进攻"的就是肺。若孩子本身体质弱或家长的调护不当，同时在肺常不足的情况下，肺抵御外邪的功能减弱，失去了对气的管束，气机不通畅，拥堵在一起，郁而化热，会进一步伤害到肺；而且孩子疾病容易传变，外感咳嗽入里会从阳化热，痰湿咳嗽郁久也会化热，从而影响肺的功能，导致肺热。所以要想恢复健康，清肺热是关键。热去了，肺的气儿顺了，肺的功能就渐渐恢复正常了。

这里我要介绍一个穴位——尺泽，它是肺经上的一个重要穴位，有清肺泄热、降逆利水的功能。它的位置很好找，微屈手臂时肘窝处横纹的中央可以摸到一条粗粗的肌腱，肌腱靠近拇指那一侧的凹陷就是尺泽穴。

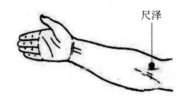

为什么尺泽可以泄肺热呢？首先尺泽是位于肺经上的穴位，正所谓"经络所过，主治所及"，它可以治疗肺经经过之处以及肺脏的疾病；其次尺泽是肺经的合穴，《难经》中说"合主逆气而泄"，也就是该上升的不升，该下降的不降，所以尺泽作为合穴可以疏通气机，气顺了，肺热也就解决一大半了。

肺与大肠相表里，肺系的疾病往往伴有大便的异常，所以在泻肺火时常常要兼顾大便的调理。尺泽不仅可以治疗肺经的疾病，也可以治疗相表里的大肠经的疾病，起到"釜底抽薪"的作用，是一个非常有效的穴位；而且，在五行中，肺属金，"虚则补其母，实则泻其子"，所以泻肺火就要泻肺经的子穴，也就是金之子，即肺经的水穴——尺泽。

针刺、放血、推拿都是尺泽泻肺火的有效方式，但针刺和放血容易引起孩子的抗拒心理，而且家长不易操作，又存在感染的隐患，所以家长可以采取推拿达到目的，既温和又简便，而且可以促进家长和孩子的交流。

小儿好动，所以我们通常选择孩子的左手来做推拿。小儿推拿不同于成人，家长操作时要注意手法的力度，要做到轻快、柔和、平稳。最好操作时在皮肤表面使用一点介质，比如爽身粉等润滑皮肤。

　　手法上推荐指揉法和掐法。指揉法是将指端放在尺泽穴位上揉动，用力要恰到好处，不能太大或太小，感觉力度好像到达了肌肉里为宜。推拿时间要适宜，不是时间越长越好，一般 10 分钟左右为宜。掐法即用拇指指端掐尺泽穴，取穴要正确，用力要大一点，可以起到疏通经络的作用，但这种方法的刺激偏大，操作时间宜短，同时也要保护好孩子的皮肤，最好在掐法之后用揉法缓和一下。

　　其实按摩穴位不止用于治疗疾病，在保健方面也是颇有益处的。中医强调治未病，孩子不生病的时候同样可以按摩尺泽、足三里等穴，使孩子身体强健，降低得病的概率。

·清肺透热，可煮荸荠雪梨水

　　在前面小节的介绍中，家长可以了解到慢性咳嗽的一个主要的特点是以热证居多，这缘于孩子的病理特点。因此，治疗肺热型的咳嗽，必须抓住其根本，清透肺热，慢性咳嗽才会被治愈。

　　朋友亲戚家的孩子咳嗽了大概两个月，带孩子去医院治疗过，没有太好的效果。这个孩子咳嗽得并不严重，只是偶尔咳几声，所以家长没有继续带孩子就医，仅借鉴了其他家长的经验，经常给孩子煮梨水、吃梨。然而结果却不尽人意，孩子依旧咳嗽。于是才在朋友的介绍下来找我医治。

　　依照惯例，我还是要问清孩子的症状。孩子咳嗽，有痰，痰量多，色黄；孩子经常口渴，但经常喝一点点水就拒绝喝了；孩子怕热，经常出汗。关于孩子的饮食，我也做了详细的了解。孩子吃饭胃口不佳，饭后容易腹胀，吃不了凉的食物，一吃就会拉肚子。

很明显，这是一个慢性的咳嗽，接着我们来分析一下孩子咳嗽的病机。我们从咳嗽、痰多、色黄这些症状可以得出这个例子属于热咳嗽，而且结合口渴的表现来看，说明热伤及了津液。至于孩子为什么口渴却不愿意喝水，这与孩子体内有痰湿有关。有痰说明身体的水液多，没有代谢掉，所以就会向大脑发布一个信号，身体不需要水了，因此孩子不想喝水。

这个孩子还有饮食方面的问题。食欲不振、消化不良，显然是脾虚的表现；进食凉的食物就拉肚子，说明脾阳也受到了影响。至于其发生的原因，其实有两方面：一是我上节提到的，慢性咳嗽的孩子都会有脾虚的表现，因为久病伤气，痰热时间长了困脾，进而会导致脾虚；第二个原因呢，这个家长学习了其他家长的经验给孩子长期煮梨水、吃梨，借梨凉之性想要达到润肺止咳的目的。但家长在清肺热的同时却没有顾及孩子不足的脾，最终伤害了孩子的脾阳。

虽然这是一个治疗咳嗽失当的例子，但希望家长读了这个例子后能有所收获，从这个例子中汲取到经验。首先我们要正确辨证，抓住孩子咳嗽的病机，才能给孩子正确的治疗。其次，每个疾病的表现不一样，即使是同一种证型的同种疾病，在不同孩子身上的表现也是不同的，治疗疾病的方法也就不同，这也是中医整体观念、因人施治思想的体现。家长可以借鉴其他家长治疗疾病的思路，但不能照搬使用他的方法，否则很容易耽误孩子的病情。

这个孩子咳嗽的本质其实是脾虚肺热，因此我们结合病机应该给孩子清肺热、健脾胃。在病程持续时间尚短、又未进食梨之前，这个孩子的脾还未虚，我们治疗的重点应该是清肺透热，使肺热去、气机通，咳嗽即退。可以将一些辛凉或甘凉的食物做成汤汁或粥给孩子喝，但不能为了追求清热的效果，给孩子吃大苦大寒的食物，否则很容易会伤害孩子身体的阳气，导致阴阳俱虚。家长可以给孩子喝荸荠雪梨水，对清除孩子体内的肺热很有帮助。

做法：将荸荠洗净去皮，洗净雪梨切片，用水泡开枸杞子。将备好的荸荠、雪梨放入锅中一起煮，水沸腾后转小火慢炖15分钟，再加入枸杞子和冰糖继续煮，5分钟后关火取汁给孩子喝，剩下的荸荠也要让孩子吃掉。

这个方子中，荸荠性寒，味甘，归肺经、胃经，可以润肺化痰、利尿、化湿消食；梨性凉，味甘、酸，归肺经、胃经，可以生津、润燥、清热、化痰；枸杞子性平，味甘，归肝经、肾经，可以滋补肝肾、益精明目。

荸荠与梨相配，可以润肺清热、化痰止咳，加上具有补益作用的枸杞子，适用于免疫力稍差的孩子。而且枸杞子性平，不会助热长，又能防止荸荠、梨寒凉伤肺。但毕竟荸荠、雪梨是寒凉之物，所以阳虚的孩子和脾胃功能差的孩子都不宜食用。

案例中的孩子，在病程持久后已经脾阳虚，虽说方子中加入了有补益作用的枸杞子，但枸杞子性平，孩子仍会被荸荠、梨寒凉之性所伤，所以至送我诊治时，这个孩子其实已经不适合喝荸荠雪梨水了。

这种情况我们应该给孩子清肺兼补脾，可以在以上配料中加入健脾补气的粳米煮浓粥给孩子喝。如果孩子脾虚程度略重的话，枸杞子的量可以增加，再加入健脾的山药。但加的量也是有讲究的，要根据孩子脾虚的程度加，不能太多，否则会滋腻脾胃，反而有助热邪。初接触辨证的家长，或是没有把握的家长，建议还是在医生的指导下加减药材。

·防治小儿肺炎，要懂得清热宣肺

孩子咳嗽若不及时治疗，容易变化发展成其他重症，对孩子身体危害更大。如外感咳嗽入里化热，热邪旺盛，进一步阻碍肺的气机，肺气闭塞，就会引起肺炎咳嗽。

肺炎初发时，大多会有表证的表现，但表证持续的时间不长，很快就会入里化热，引起发热、咳嗽、气喘。肺气不宣，对水液的输布失常，水液凝聚为痰，痰热相争剧烈，进一步郁闭肺，并烧灼津液，就会引起咳嗽、喘息、呼吸急促、鼻翼扇动等呼吸困难的表现。因为津液受损，故孩子会发热、烦躁、面红、口渴。肺气闭塞严重的话，呼吸困难程度加重，会口唇发绀，胸闷气急，症状危急。

而痰热闭肺没有经过有效的治疗，对津液持续煎熬，津液损失严重，就会转变为阴虚肺炎。阴虚肺炎的病程长，表现为长期低热、出虚汗，而且干咳、无痰、面色潮红。

用5个字形容肺炎的典型症状，即"热、咳、痰、喘、扇"。若家长发现孩子出现了典型的肺炎表现，需要及时救治，否则邪热相争剧烈，就会化火内陷心包，神昏抽搐，病情危笃。

有这样一个小女孩儿，6岁，咳嗽发热了5天，温度持续在38℃以上，频频咳嗽，偶尔咳出来少量的黄痰，咽部红肿，吃饭不香，小便黄，大便偏干。孩子妈妈带她去做了检查，X线片检查显示两肺的纹理增粗、模糊，两肺下部分可见部分斑片状阴影，这就是肺炎的表现。虽然孩子的症状里没有喘息、鼻翼扇动，但孩子持续不退的高热就是一个显著的信号，家长不能忽略。

孩子肺炎属于一种严重的疾病，一定要时刻关注孩子的病情变化，尤其是病情比较严重的孩子。家长要随时监督孩子的呼吸及体温、神智的变化，发现孩子呼吸急促，持续高热不退，甚至有神昏抽搐的表现，一定要尽快就医，及时处理，否则会引起不可挽救的后果。

在肺炎病情不严重时，也要做好孩子的护理。鼓励孩子多休息，充足的睡眠有益于孩子病情的恢复；给孩子多喝点热水，能缓解黏稠的痰液对呼吸道的阻塞。

我们从肺炎的症状及表现来看，邪热闭肺是肺炎发生的主要原因及机理。只有抓住肺炎的本质，清热宣肺，才能防治小儿肺炎。

那么如何清热宣肺来预防肺炎呢？可以给孩子喝蜂蜜柚子茶，既可以清热、防燥、润肠，味道还甘甜可口，孩子接受度高。做法：将柚子去皮，果肉捣碎，皮切丝并用盐腌制一下，然后将柚子皮、果肉和适量的冰糖放入锅中大火煮，沸腾后转小火熬至黏稠，待其冷却后，加入蜂蜜搅拌均匀即可。

方子中柚子皮性平，味辛、甘，可以行气、化痰；柚子果肉性寒，味甘、酸，可以下气、化痰；蜂蜜性平、味甘，可以补中润燥。三者相配，既可以滋阴，又能清热降燥，可用于预防肺炎的发生。

　　肺炎已经发生时，雪梨炖川贝枇杷是个不错的选择。家长可以买个大点的雪梨，洗干净后将梨顶部切开，去除梨心；然后将冰糖、磨好的川贝母粉（5克左右）、三四片枇杷叶放入梨内，盖上梨盖，可以插一根牙签固定。将雪梨放入碗中，加入少量水，放入大锅中隔水用中火炖1小时左右即可。

　　川贝母味甘、苦，性微寒，有清宣肺热、化痰止咳的功能；雪梨味甘、酸，性凉，可以清热、润燥、生津；枇杷叶味苦，性微寒，可以清肺热、止咳喘。三者均能入肺经，配合治疗邪热闭肺而引起的肺炎效果明显，也可以预防肺炎热邪伤阴。但川贝母、梨、枇杷叶都是寒凉之品，因此寒邪引起的咳嗽不能服用。

　　我在这里再提出一个问题：家长已经了解了热邪是会伤阴的，那么当孩子咳嗽有热时，我们是不是应该立刻清除热邪，是不是应该提前滋阴以达到预防津液受损的目的呢？答案是不应该。

　　《幼幼集成》中提到过："凡咳嗽初起，切不可误用寒凉及滋阴之药，闭其肺窍，为害不小。"如果外感风寒咳嗽初发时，孩子有表证，这时一定要先解表，一定不能为了预防肺炎而着急清热、滋阴。此时孩子体内正气正在与邪气斗争，邪不除而清热、滋阴，只会引邪入内，闭门留寇，这不是预防，反而是害了孩子。

　　当孩子体内痰湿泛滥时，也不能先清热、滋阴。痰湿为水液所化，不祛湿而滋阴，增长了痰湿的后备军力量，痰湿会更加旺盛。痰湿性属阴，应以阳化之，这时采用寒凉之品清热的话，伤阳的同时助长阴生，会使得病情加重。

因此我们清热润肺要抓住合适的时机，这里再引用《幼幼集成》中的一句话："但以辛散为先着，俟痰应之后，渐加滋阴则得矣。"我们应该先辨别寒热，宣疏肺气，使肺气达，使痰湿消，气机通畅，清热宣肺、滋阴润燥才能达到应有的效果。

· 这些表现是咳嗽区分其他疾病的信号

确切地说，咳嗽不止是一种病，还可以作为一个症状出现。很多疾病都会引起咳嗽，如果不加以分别，只针对咳嗽治疗，效果往往不理想，因此，我们应该学会辨别咳嗽的本质。

如何区分单纯的咳嗽与其他疾病呢？我们可以从咳嗽的性质和痰的性质两方面入手。如果突发剧烈咳嗽，很可能是孩子被异物呛住了，这需要家长结合孩子最近的生活状态，思考是否发生了异于平常的事情。比如孩子是否吞食了硬物，或者是不是喝水喝得太快了，或者孩子是不是边玩边吃东西、边说话边进食等。各种原因使得异物不慎进入呼吸道，呼吸道受到刺激，做出反射性的保护动作，想要把异物排出体外，就会引起剧烈咳嗽。

这个时候的咳嗽就属于身体的保护性调节机制，决不能采取镇咳的方式，否则犹如扬汤止沸，只能解决一时的咳嗽，但异物本身还存在身体里，对健康并无益处。而且本来也许孩子通过咳嗽可以把异物咳出去，家长着急止咳的动作无疑杜绝了这种可能。

　　我身边有这样一个案例，朋友家的小孩子突然就开始咳嗽了，朋友不明原因，担心咳嗽时间长了对孩子的嗓子有影响，就给孩子吃了家里的止咳药。但孩子手一直摸脖子的位置，当天下午脸色有点不对，朋友担心之下赶紧带孩子去附近的医院看病，拍完片子以后，结果让人大吃一惊，医生发现气管里竟然有异物。

　　这件事给了我朋友一个极大的教训，让她不敢再小瞧"平常"的咳嗽。食物呛咳是孩子常发生的事情，尤其是1～3岁的孩子，更须注意。家长不仅要通过平时对孩子的训练，纠正孩子的不良习惯，更要加强对孩子的监护。

　　在孩子长成大人之前都是很脆弱的，需要家长的保护才能减少意外情况的发生，所以家长不能依据自己的想当然去对待孩子。养育孩子并不是简单地让孩子吃饱喝足，孩子的健康更加重要。这需要家长耐心、仔细，在孩子咳嗽时，莫要着急止咳，找到咳嗽的病因才有意义。

　　如果孩子咳嗽伴有不停的喘息，呼吸急促，就要警惕哮喘的发生。哮喘也是孩子经常发生的疾病，哮喘一般是个长期的过程，处于发作和正常交替的状态，发作时症状表现十分迅速，孩子会喘息、呼吸急促，嗓子里会有痰鸣声，严重的会引起呼吸困难，鼻翼扇动会很明显，口唇会变青紫，早上和晚上的时候发作的概率高，或者症状会加重。而且哮喘发生前往往是接触了变应原，比如花粉、冷空气、宠物毛等，这点可以作为与咳嗽区分的参考点。

　　哮喘的根本原因是有一个夙根，即痰饮。痰饮长期伏于肺中，壅塞气机，这属于内因，受到外因的刺激时就会发作。所以治疗哮喘关键是要治本，解除痰饮，才能恢复健康。

除此之外，咳嗽声音像鸡鸣一样，这是百日咳的表现，可以通过声音与单纯的咳嗽病加以鉴别。

痰的性状是辨别疾病的有力证据。我们前面讲过肺阴虚严重的时候，热邪对肺的损伤程度大，孩子会出现痰中带血的情况。同样，如果存在先天性心脏病的孩子，在发生肺水肿的时候，就会咳出粉红色的泡沫样痰，可能会与肺阴虚咳嗽混淆。这两种情况都十分危急，对孩子的伤害是巨大的，因此不管什么原因，只要孩子痰中带血，家长都要引起重视，及早就诊。

若痰是铁锈色的，这是肺炎的表现。肺炎发生时常出现高热、咳嗽、呼吸困难等症状，肺部会发生纤维性的改变；而单纯的咳嗽病不会呼吸困难，也不会咳出铁锈色的痰，家长仔细观察便能辨别。

总而言之，我的目的就是告诉家长，孩子生病了不要着急，辨清原因是关键。盲目地治疗不仅达不到目的，最终还可能出现相反的结果。

·这些调理方法可以预防咳嗽

由于孩子们有特殊的生理特点，会不可避免地发生咳嗽，所以家长除了根据辨别咳嗽的原因确定治疗手段外，最重要的还是对孩子的调护。调大于治，合适的调理手段可以预防咳嗽，缩短咳嗽的病程，更会减少复发率。

　　这不仅适用于咳嗽，所有的疾病都是这样，亚健康的孩子通过调理增强体质，健康的孩子通过调理减少疾病侵袭的概率，正所谓"正气存内，邪不可干"，身体健康，正气充足，孩子就不会轻易生病。

　　平时的调理以建立并维持良好的生活习惯、生活环境为日的。良好的生活习惯是健康的保证，起居有常，饮食有节，经常户外活动，锻炼身体，这适用于所有的疾病。

　　保证每天至少一大杯热饮。孩子富有活力，好动，家长要及时给孩子补充水分，防止出汗太多，伤及体内正气而引起感冒、咳嗽。喝热水可以促进孩子的新陈代谢，带走一些身体产生的垃圾。不只是孩子，家长也一样，出了汗，想要大口喝凉的来缓解身上的热度，这最易伤脾，对孩子影响更大，所以家长要为孩子做榜样，尽量不要让孩子喝凉水。

　　热饮不拘泥于水，可以是牛奶、粥，这些都是既为孩子补充水分，又补充营养的食物。有的家长认为热水喝得越多越好，可以给孩子多排排毒。这样的想法是错误的。中医最基本的内涵就是"和"，中而和之，以和为度，肺阴虚的孩子容易咳嗽，就是阴阳不平和的结果。喝热饮也是一样，适度为佳，超过这个度就会对身体产生负担。尤其是慢性咳嗽的孩子，他们体内有痰，而痰是水湿形成的，再究其源头，责之于脾，脾运化功能失常才导致痰的产生。如果家长让孩子喝了过多的水，脾运化不了，岂不是助痰更多？所以让孩子喝热水的量，关键还是要看孩子的身体是不是需要水。孩子体内有痰湿，会表现出不爱喝水，这时候家长就不必强迫孩子喝水了。若孩子肺阴虚，虚火旺，津液不足，会感觉口渴，身体就会想要通过喝水来挽救阴液的损伤。

　　家长还需引导孩子改掉不良的饮食习惯。可以通过食物颜色、品种的多样来吸引孩子的注意力，让孩子在进食时能专注于食物，避免边吃饭边看电视、边吃饭边玩耍、边吃饭边说话等，这些行为均有可能使食物误入气道，引起咳嗽，损伤气管。而且孩子的注意力不集中在食物上的话，可能会吃得过饱，进而伤害到脾，引起积食等。

　　生活环境的舒适，对孩子呼吸道的保护也很重要。尤其是年龄比较小的孩子，由于母体与外界的差异性大，呼吸道还未适应新环境，十分脆弱，因此家长要给孩子营造一个相对舒适的环境。应该给孩子做好保暖工作，避免受凉，减少刺激性气体的吸入，比如煤气、油烟等，减少变应原的接触，比如花粉、动物毛、冷空气等。

　　环境的相对舒适，不等于完全舒适，而是要与大自然环境相适应。中医里有"天人相应"的观念，即人的结构和生理功能的规律和大自然是相应的，所以人应该适应大自然，而不是一味地躲避大自然风、寒、暑、湿、燥、火之气。

　　比如有的家长冬天怕孩子冻着，家里开着空调，紧闭门窗，不敢带孩子出门；或是夏天担心孩子热着，也开着空调。这些做法无一不是拒绝了孩子和大自然交流的机会，孩子的身体对自然之气不熟悉，一旦受到邪气侵袭时，适应力与免疫力都低，孩子就会生病。

　　家长可以用为孩子加减衣物等方式规避邪气的侵袭，在室内避寒不代表完全隔离自然，要经常开窗通风，使空气清新。而且要让孩子适应四季寒暑的变化，不要经常开空调，多带孩子进行室外活动等，孩子适应环境后，生病的概率也会减少。

　　小儿推拿预防咳嗽效果明显，补补脾经、肺经，可以补充孩子不足的脾、肺。这两条经络的穴位的位置我们在感冒的章节已经介绍过，不再赘述。我估计很多家长听说过捏脊，预防咳嗽也同样可以给孩子捏脊，不仅可以给孩子通通经，还能起到强壮身体的作用，脾、肺功能不足的孩子可以通过捏脊来强健身体。

　　我再给大家介绍一个小儿推拿常用的穴位，叫内八卦。它的位置在孩子的手掌面，以掌心为圆心，掌心到中指指根横纹的2/3为半径画圆，这个圆就是内八卦的位置。

　　内八卦可以通调上、中、下三焦的气机，预防和治疗咳嗽、有痰的效果均十分好。操作方法也很简单，顺时针绕圈推动即可。考虑到家长刚开始推拿力度把握不好，施力不均匀，我们的操作时间以5分钟为宜，每周3次，需长期坚持。

　　除了用适当的手段预防孩子发生疾病外，在孩子咳嗽的时候，家长的调护还可以帮助孩子减轻咳嗽的不适感。孩子痰多的话易被痰阻塞呼吸道，引起呼吸困难，受其困扰。家长可以让孩子趴在床上，轻轻地、有节律地从下到上拍打孩子的背部，尤其是胸背部，这对孩子排痰很有帮助。艾灸是一个非常有效的治疗手段，对孩子背部的肺俞施灸可以调理肺脏气机，治疗咳嗽、有痰。

第五章
鼻炎、鼻窦炎，千万别和感冒混淆

· 同样是流鼻涕，如何区别感冒和鼻炎

门诊有个7岁的孩子，近3个月来孩子经常鼻塞，且每天早起时会喷嚏连连，流清涕，但量不多，有少量白痰，无口渴，饮食大便尚正常。开始孩子家长认为是孩子感冒了，没有重视，但久久不痊愈，而且鼻塞影响到了孩子的生活质量，孩子睡不好觉，因此家长担忧之下带着孩子来医院就诊。

经简单的检查，孩子的下鼻甲有轻微肿胀，而且变应原检查报告显示孩子对粉尘、花粉、海蟹等过敏。根据家长的描述，三个月前曾带孩子去公园锻炼身体，当时正值春季，百花齐放。不难推断，孩子是接触花粉后引起的过敏性鼻炎。

案例中家长之所以将过敏性鼻炎当作了感冒，源于两者相似的症状，都有鼻塞、流鼻涕的现象，这会导致家长按照感冒的治疗方式治

疗过敏性鼻炎，从而错失治疗过敏性鼻炎的最佳时机。因此，如何区分感冒和鼻炎十分重要。

首先我提出几个概念——鼻炎、过敏性鼻炎、鼻窦炎，这三者不仅名字相近，临床上的症状也很类似，所以很多家长分不清什么是鼻炎、什么是过敏性鼻炎、什么是鼻窦炎。

鼻炎指的是鼻腔内黏膜因为病毒、细菌、花粉等各种原因发生的炎症变化，使得鼻黏膜发生了充血、肿胀、渗出等。

过敏性鼻炎又叫变应性鼻炎，属于鼻炎的范畴。顾名思义，它往往是接触了花粉、粉尘、鱼虾蟹等过敏性物质而诱发，具有遗传性。孩子过敏性鼻炎的发生率较高。

而鼻窦炎和鼻炎的位置不同，经常是鼻炎的并发症，即鼻炎的发病过程中，可能会导致鼻窦炎的发生。鼻旁窦是人体脸部骨骼中的一些空腔样结构，由4个部分组成，分别是额窦、筛窦、蝶窦和上颌窦。鼻旁窦腔内充满黏膜，这些黏膜和鼻腔黏膜是相连的，而且鼻旁窦开口相对较大，所以鼻腔内发生炎症时，很容易蔓延到鼻旁窦中，引起鼻窦炎。

孩子鼻旁窦四部分的发育时间早晚不同。孩子2岁以前上颌窦和筛窦都很小，2岁以后才会发育长大；而额窦和蝶窦出现时间更晚一些，额窦在2岁以后出现，蝶窦在4岁时才出现。因此婴幼儿发生鼻窦炎的概率低，家长可以根据这点区分幼儿的鼻窦炎和感冒。

三者的症状和感冒类似，都有鼻塞、流鼻涕甚至嗅觉下降的症状，严重时会有呼吸困难的表现，进而影响到全身的功能状态，比如头昏脑涨、睡眠质量差、食欲减退、精神不振等。而且有时候鼻炎、过敏性鼻炎、鼻窦炎和感冒的界限并不是非常明确，有时会有交叉，比如过敏性鼻炎长期发作会引起鼻窦炎，感冒时间长了也会引起鼻窦炎，一不留神就会诊断错误。

那么，该如何区分过敏性鼻炎与感冒呢？

过敏性鼻炎的典型症状是阵发性打喷嚏、流清鼻涕、鼻塞和鼻子发痒。所以案例中的孩子每天会喷嚏连连，喷嚏一般多于 3 个，且多在早上起床和夜晚的时候发作，或者接触变应原后会立即发作。患过敏性鼻炎的孩子鼻子经常发痒，有时会有眼部、咽部发痒。家长如果细心观察，就会发现孩子经常有揉鼻子、揉眼睛的小动作。因此过敏性鼻炎和感冒会有症状上的区别。感冒一般不会连续打喷嚏超过 3 个，而且感冒鼻痒、咽痒、眼痒不如过敏性鼻炎明显。过敏性鼻炎通常表现为局部症状突出，全身症状比较轻微；而感冒除了局部的鼻塞、流涕之外，还经常会有显著的全身反应，比如怕冷、发热、出汗、咳嗽、咽痛、全身无力、精神萎靡等。

二者的发病规律不同。过敏性鼻炎通常病程较长，但呈间歇性发作，发作前常常有明显的诱因，即接触变应原。而感冒则不然，感冒发生的时间不固定，往往是感受了外邪而引起，而且感冒的病程一般不会很长，有自愈的倾向性。

除此之外，治疗孩子疾病的时间也可以作为参考。由于孩子有脏气清灵、疾病易趋康复的特点，孩子疾病痊愈需要的时间一般不会很长，如果出现疗效不如预期的情况，我们就要考虑疾病的诊断及治疗是否出现了偏差。举个例子，如果打喷嚏、流鼻涕已经超过了两周，用治疗感冒的方式对症治疗之后，鼻子的症状没有缓解，反而加重或是反复发作，就要考虑过敏性鼻炎的可能。

·孩子久咳不愈，也可能是因为鼻窦炎

有这么一个5岁的小女孩，咳嗽了几个月不见好，嗓子里总能咳出黄痰，还一直流黄鼻涕。家里人开始以为孩子是感冒引起的咳嗽，吃了两个星期感冒药没什么效果，还是咳咳有声。于是家里又给孩子吃了止咳药、化痰药、抗生素等，但是不仅不见好转，反而还出现了恶心想吐、拉肚子等现象。看着孩子因为这个咳嗽的问题精神渐渐变差，家长十分着急，于是就来看中医了。

我们研究了一下孩子的疾病史。这个孩子有流黄鼻涕的表现，而且跟咳嗽一样，持续了很久。说到这里，请家长思考两个问题：黄鼻涕跟黄痰、咳嗽有什么内在的联系吗？出现了流鼻涕、咳嗽、有痰这些症状，孩子是不是就一定感冒了呢？

其实，使这个孩子不断咳嗽的罪魁祸首是鼻窦炎。为什么它会引起孩子咳嗽呢？这是因为孩子鼻窦炎发作时，鼻窦内的鼻涕会向下流至呼吸道，呼吸道受到了刺激，反射性地咳嗽。所以孩子咳嗽的根本原因在于鼻窦炎，而不是感冒。

那么，如何才能识别出孩子是不是得了鼻窦炎呢？鼻窦炎有哪些症状必须要知道呢？

一是鼻塞、流鼻涕。患鼻窦炎的孩子因为鼻窦内黏膜的炎症变化，使得黏膜肿胀、黏液渗出，所以会有鼻塞、流鼻涕的表现。但它流的鼻涕和过敏性鼻炎不同，质地不是清稀的，而是黏稠、浑浊的，颜色发黄或发绿。如果持续性流黄鼻涕两周以上，就要考虑是不是鼻窦炎了。

二是咳嗽、有痰。鼻窦炎时间较长的孩子，会有咳嗽、咳痰的现象，这里的痰并不是像感冒一样由气管排出的，而是由鼻窦炎产生的鼻涕沿着鼻咽管向下流至气管产生的。这种类型的痰属于异物，呼吸道反射性地想要将之排出去，就会引起咳嗽。

三是慢性咽炎。慢性鼻窦炎的孩子由于鼻塞，长期用嘴巴呼吸，以及鼻窦内的脓涕流至咽部，长时间刺激咽喉，就会导致慢性咽炎，表现出咽部疼痛、咽部有异物感等症状。因此很多家长会认为孩子"上火"了，于是"对症"用了清热泻火药。结果可想而知，孩子不仅不会恢复健康，体质甚至会变得愈来愈虚。所以说中医的整体观念很重要，孩子生病犹如打仗，要统筹全局，不能局限于小部分的胜败，这样对整体来说并没有好处。

四是急慢性鼻窦炎会有头痛的表现。急性鼻窦炎发作时，常常会因为鼻旁窦内部肿胀及分泌物的压迫导致局部疼痛，严重时会伴有头痛。

如果只有单个鼻旁窦发炎，可以根据头痛的位置初步判断是哪个鼻旁窦的病变。额窦炎头痛的位置在额头，一般早上开始疼，逐渐加重，到午后减轻，夜晚疼痛消失；筛窦炎头痛在鼻根和内眼角的位置，疼痛感较轻；蝶窦炎一般是眼球的深处疼痛、后枕部疼痛，早上轻，午后重；而上颌窦炎也有前额的疼痛，有时会有面颊胀痛或者上面的大牙疼痛，早晨轻，午后重。

然而大多数孩子的症状可能出现在很多部位，这时根据头痛的位置定位往往不明确，无法准确地判断是哪个鼻窦发生了病变。

慢性鼻窦炎也会有头痛的症状，常常表现为头部昏沉、不清醒，疼痛的特点是白天重、晚上轻。

五是其他症状。鼻旁窦内的分泌物由鼻泪管向上流，会使眼角有脓性分泌物；鼻窦炎压迫眼眶周围血管，血液循环障碍，可表现为"黑眼圈"；长期鼻塞张嘴呼吸会影响面部骨骼的发育。

孩子生病时不像大人能详细地描述自己的症状，所以需要家长细心、耐心观察，当发现孩子有以上症状时，就要怀疑患有鼻窦炎的可能了。

·孩子得了过敏性鼻炎怎么办

接下来我们讲讲特殊的鼻炎——过敏性鼻炎，它是小孩子常常发生的疾病之一，对孩子的影响很大。

过敏性鼻炎是怎么发生的呢？西医认为是特异性个体接触引起机体发生的变态反应。其发生的条件有三个：一是孩子属于特异性个体，二是接触能引起孩子身体发生变态反应的物质，三是孩子身体与这种物质发生变态反应。其中最基本的一个是孩子属于特异性个体，也就是我们常说的过敏性体质。

可以看出，过敏性鼻炎发作的关键点在于孩子接触了变应原，因此预防过敏性鼻炎最需要做的就是减少孩子与变应原的接触，所以辨别孩子对什么过敏很重要。

变应原根据身体接触的方式主要划分为以下几类：

第一类变应原可由呼吸道吸入，这是引发过敏性鼻炎的主要途径，主要包括花粉、屋子里的灰尘、螨虫的排泄物、宠物的毛、羽毛，以及一些化学物质等。

第二类变应原可以从消化道进入人体，主要包括食物和药物。食物较多见于鱼、虾、蟹、花生、牛奶等。一些药物比如磺胺类药物、青霉素等也会让人过敏。

除此之外，环境的变化也会导致过敏性鼻炎的发生，比如突然接触冷空气。

这些类型的变应原家长不可能一一记下来，而且不同的孩子变应原也会不同，识别出自己孩子容易过敏的物质才是有意义的。家长可以留心孩子的生活、饮食等环境，从以下几个方面推断：

1.孩子的病史。孩子患过敏性鼻炎时，家长应回想一下孩子最近的生活变化，看有没有接触或吃了异常的东西。对于高度怀疑的就将其记录下来，以后避免接触类似的事物。

2.结合家长的个人史。过敏性鼻炎往往有遗传性，所以孩子接触会使家长过敏的东西也可能诱发过敏。

3.观察孩子过敏性鼻炎发作的特点。如果孩子过敏性鼻炎经常发作，表明孩子经常能接触到变应原，即与棉絮、枕芯、灰尘等生活中常见的东西有关。如果孩子的过敏性鼻炎是呈季节性发作的，很可能是因为花粉、柳絮类随季节变换而出现的事物。

可以在医院给孩子做一个变应原实验，对以上怀疑是孩子变应原的东西进行检验。

即使知道了孩子对什么东西过敏，有时候想要避免却很难，比如看不见的灰尘、突然出现的冷空气等。而且仅规避变应原不是长久之计，家长稍不注意或者带孩子出去玩耍、换了个新的不熟悉的环境，很可能就会不小心"中招"了。所以说，老躲避"敌人"不是办法，关键是要自己强大起来！

孩子自身的体质问题是发生过敏性鼻炎的内在因素，想要将过敏性鼻炎一网打尽，就需要补充正气，调理过敏体质。

过敏体质是一种在遗传基础上形成的特异性体质，这种体质的孩子身体内的阴阳是不平衡的，导致其生理功能也会受到影响，对外界刺激的阈值降低，很容易引起机体的反应，从而导致过敏性鼻炎的发生。所以我们不能光治疗过敏性鼻炎这个病，更要治疗"过敏人"。有一句我认为说得非常好，"西医治人的病，中医治病的人"，就像亡羊补牢，家长们不能等羊丢了才去采取行动。所以只有通过纠正、改善孩子的过敏体质，调节体内的阴阳平衡，让孩子的身体对外界因素的反应性降低，一点点适应外界因素的刺激，让变应原渐渐变得"不敏感"，才能真正治好过敏性鼻炎这个病。

对过敏体质的调理，关键在于补充人体的正气。家长可以采用一些推拿的手法，比如补脾经、补肺经等，通过对脾胃的调理增强体质。同时结合饮食调理，给孩子吃一些补气的食物，比如大枣。这些方式都能有效地纠正过敏体质，但贵在坚持。

如果过敏体质严重的孩子，平时动辄发生过敏性鼻炎，孩子的肺、脾都虚，就应该用一些中药来调理，比如玉屏风散可以固表止汗、补充肺卫，对有过敏性鼻炎还经常感冒的孩子效果明显。但我建议家长不要去药店对照着说明书买药，还是应该找医生根据自己孩子的特征辨证调理。

·鼻炎、鼻窦炎，还是因为正气不足

在生活中经常会有那么一两个朋友有鼻炎或者鼻窦炎的病史，然后当你对朋友表达关心时，经常会得到这样的回答："老毛病，习惯了，用点药就好了。"但这只是缓解了当下的症状，下次该犯的还会再犯，起不到根治的作用。而且还说明了一个问题，鼻炎、鼻窦炎常常在年幼的时候发作，如果没有经过有效的治疗，根除不掉，就会"伴随你成长"。这就教育家长，当孩子患有鼻炎、鼻窦炎时，应该重视起来，从小治疗。

鼻炎在中医里属于"鼻鼽"的范畴，鼻窦炎属于"鼻渊"的范畴。二者都有急性、慢性之分，但由于急性鼻炎、鼻窦炎与感冒症状类似，使其经常被家长忽视，所以临床上见到的多是慢性鼻炎、鼻窦炎或者慢性鼻炎、鼻窦炎的急性发作。

孩子得鼻炎、鼻窦炎的概率高，这跟孩子特殊的脏腑器官有关。孩子脏腑娇嫩，形气未充，脾、肺常不足，同样与脾、肺相关的形体器官也是未发育完全的状态，肺开窍于鼻，所以鼻、鼻旁窦都是娇嫩的。然而鼻子是与外界连系的门户，是人体接触外界的桥梁，同时也是外邪攻击身体的首要关卡。风邪是百病之长，可以携带其他邪气侵袭人体，所以当风寒邪气或风热邪气进攻人体时，孩子娇嫩的鼻子、鼻旁窦无力抵挡，邪气通过鼻与肺相连的通道长驱直入，到达肺部，束缚肺的功能。肺宣发肃降失常，影响气道的通畅，进而影响鼻部的气机。气血瘀滞在鼻，邪在鼻部化热，灼伤鼻、鼻窦内的有形血肉，发为鼻炎、鼻窦炎。

鼻炎、鼻窦炎的发生不仅是肺不足的原因，跟脾也密切相关。鼻腔、鼻旁窦内都有黏膜，属于有形的血肉，那么鼻、鼻旁窦要想发育成熟，就必须有气血濡养，为其发育提供能量，而为鼻、鼻窦提供营养的脏腑就是脾。

脾主运化，将食物运化为水谷精微，水谷精微是元气化生的源头，元气充实了，经络才能通利，人体的九窍才能通畅。《脾胃论》有这样一句话："脾胃乃元气之本，脏腑经络之源，脾胃强健，水谷得化，精微四布，元气充沛，脏腑经络有所濡养，则精、气、神皆出，九窍通利也。"也就是说，鼻窍是否通畅，与脾关系密切。脾虚则元气不足，精、气不能濡养鼻窍，容易发生鼻炎、鼻窦炎。

脾主运化水湿，为胃运行津液，并通过其升清作用将水液传于五脏六腑，周流于全身。脾虚则水液聚而为湿、为痰，痰湿停于鼻窍，就会引起鼻鼽、鼻渊。而且痰湿性重浊、黏腻，使得鼻炎、鼻窦炎病程长，缠绵难愈。

所以说，鼻炎、鼻窦炎的发生是正邪交争失败的结果。邪气进攻身体时，正气抵挡不住，邪气进入人体后，正气也无力将邪气"消灭"，甚至还会被邪气消耗。所以鼻炎、鼻窦炎的根本原因是孩子体内的正气不足，正所谓"正气存内，邪不可干""邪之所凑，其气必虚"。

正气指的是身体内能保证生理功能正常进行的物质，物质充足，脏腑功能旺盛、经络调达通畅，抗病的能力就强。气在其中起到的作用非常重要。在体表，它能充实我们的肌表皮毛，让身体的藩篱坚固；在体内，它可以驱邪外出。

气的生成主要来源于肺、脾、肾，肾精所化属于先天的禀赋，不同的孩子有所不同，决定了体质的强弱；肺呼吸进来的自然界清气和脾化生的水谷精微之气是后天之气，决定了孩子今后的生长发育。

因此鼻炎、鼻窦炎的发生是外因、内因相互作用的结果，内因是孩子的肺、脾不足，外因就是外界的各种邪气和异气，而正气不足是过敏性鼻炎、鼻窦炎发生的根本病机。所以治疗鼻炎、鼻窦炎不能局限于鼻子局部，除了宣通鼻窍外，还应该从整体入手辨证论治，注意对脾胃功能的调整，补益脾肺，扶正治本。

·按揉迎香穴，宣肺通气治鼻炎、鼻窦炎

鼻炎的发生归根结底是孩子正气不足，加上外邪的侵犯，使得肺气失宣，鼻窍不通，属于本虚标实，所以我们治疗鼻炎时就应该标本兼顾。在平时鼻炎未发作的时候，家长需通过一系列手段为孩子补充

正气；鼻炎发作的时候就应该先采取有效的方式缓解鼻炎带给孩子的痛苦，我给大家推荐一个穴位——迎香穴。

　　古代对腧穴的命名都是有一定意义的，正如《千金翼方》中所说："名不徒设，皆有深意。"迎香中的"迎"字，有欢迎、迎接之意，比如迎春花、迎客；而"香"在《神农本草经》中有"香者，气之正也"的记载，也就是说，"香"不仅仅指代香气，也指包含香味的所有气味。"迎香"也就是指外界所有的气味都可以经过这里进入鼻孔，所以"迎香"这个穴位其实是根据它的治疗作用命名的，即可以治疗鼻塞、不闻香臭的症状，让鼻子恢复通气、辨识气味的功能。迎香是手阳明大肠经的穴位，它的位置在鼻翼外缘的中点，当鼻唇沟中。用示指按压这个穴位，会有酸胀感或者微微的疼痛感。迎香位于鼻窍的附近，有治疗局部疾病的效果。中医讲"腧穴所在，主治所及"，因此可以通利鼻窍的气血、经络，治疗鼻炎发作时的鼻塞、流涕。

　　由于感受风、寒、暑、湿、燥、火之邪或者感受外界的异气，使得邪气由鼻侵袭于肺，导致肺功能失常，肺失宣降，气道、鼻窍不通，引起鼻炎的发生，所以治疗鼻炎发作应该宣肺通气。迎香是大肠经的穴位，大肠经与肺经是相表里的，因此迎香可以疏通肺经的气血，从而治疗鼻炎。

　　迎香不仅是手阳明大肠经最后一个穴位，还是足阳明胃经的起点。因此迎香对胃经也有调节作用。它可以通过恢复胃气的降浊功能，促进中焦气机的升降，有助于帮助肺气

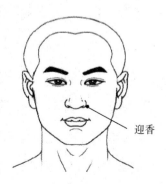

迎香

的正常运行。

很多古籍都有迎香治疗鼻鼽的案例，比如《针灸甲乙经》中就有这样的描述："鼻鼽不利，室洞气塞，喎僻多涕，鼽衄有痈，迎香主之。"现代也有研究证明，针刺迎香可以缓解鼻腔内黏膜、鼻旁窦黏膜的水肿，适用于因黏膜水肿引起的鼻塞、呼吸不畅。

家长可以通过按压迎香的方式来缓解孩子的鼻炎。当鼻炎发作时，家长可以用示指指端按压孩子的迎香穴，力度适中，以孩子能感受到酸胀为度，不能使力过大，否则会引起孩子的不适从而产生抗拒心理。按压穴位的时间以孩子的鼻部症状缓解为宜。

说到迎香，其实还有上迎香这个穴位。这个穴位是经外奇穴，它不在我们人体十二条经脉以及任督二脉的循行路线上，却又有着其独特的治疗作用。它的位置在迎香的上方，鼻翼软骨和鼻甲的交界处，鼻唇沟的最上端。

上迎香不像迎香那样既可以治疗鼻部的症状，又对胃肠有调节作用。上迎香的治疗作用主要在局部，以鼻部症状为主，可以治疗鼻鼽、鼻渊等引起的鼻塞。因此家长在给孩子按揉迎香的时候，可以顺带按压上迎香，有加强治疗效果的作用。其操作方式和迎香相同。

按揉穴位不仅仅局限于鼻子局部，其他具有疏通肺经气血的穴位都有治疗鼻炎的作用，比如肺俞（在孩子的后背，第3胸椎棘突下旁开1.5寸的位置），它是肺脏的经气输注于背部的穴位，既可以治疗肺脏的病变，补益肺气，还可以治疗肺脏相关的器官发生的病症。肺开窍于鼻，因此肺俞可以治疗鼻部的疾病。

除此之外，肺俞穴还有一个强大的作用，即反映病症，可以帮助诊断疾病。当脏腑或与之相关的器官发生病变时，肺俞局部就会出现一些异常的变化，比如皮肤颜色改变，皮下有结节，或者按压穴位有疼痛感等。所以当孩子鼻炎发作时，家长可以观察一下孩子肺俞部位的变化，有助于诊断鼻炎。

·给孩子补正气，试试黄芪粥

2018年的诺贝尔医学奖是表彰两位科学家在癌症方面的突出贡献，我怀着吸取新知识、新技术的心态打开了介绍这个奖项的网络链接，发现其关键技术是抑制了T淋巴细胞的抑制分子，简单地说，就是减轻了肿瘤对免疫功能的抑制作用，即增强机体的免疫功能，让人自身有对付肿瘤的能力。

不知家长有没有发现，这其实还是鼓动自身抗病能力的增强，让人的免疫力杀死肿瘤细胞。换成中医的说法，就是扶正以祛邪，可见正气的重要性。

为什么看中医的时候大夫让少吃抗生素呢？家长应该都有自己去药房的经历，不知道有没有家长产生过疑问，抗生素有一代、二代、三代，还有增效剂，各种药名眼花缭乱，茫然中根本不知道该如何选择。

抗生素之所以品种繁多，是因为细菌耐药性的产生。细菌经过变异适应了药物的作用，一代杀不死就得研发对抗新型细菌的新药物，然后细菌继续变异，发生耐药后就得继续研发新药，导致恶性循环。

我们根据细菌变异的状态来研发药物，一直处于被动的状态，这对于治疗疾病是不利的。而且一生病就赶紧用药，代替了免疫系统的工作，久而久之，是不是免疫系统就懈怠了，甚至用进废退呢？抗生素的治疗是针对疾病的，与男女长幼无关，这其实是忽略了个体的差异性，抛弃了人这个整体。

所以更好的做法是让机体自己阻挡邪气入侵，依据自身的能力，让自身的正气消灭邪气，这样就会减少疾病发生的概率。鼻炎、鼻窦炎也是这样，单单用药只是除掉眼前的邪气，而正气不足，很容易再次受邪，使得鼻炎、鼻窦炎反复发作。家长应该通过饮食调养等方式帮助孩子补充正气，用自身的力量打败邪气。

每当季节变换的时候，门诊患鼻炎的孩子数量就会明显增多。其中有一个 11 岁的孩子，患过敏性鼻炎已经三年多了，每次季节交换的时候都会发作，早上起床多见，而且这个孩子特别容易感冒。这个孩子来门诊的时候，鼻塞、鼻痒、流清涕，喷嚏不断，舌淡红，苔薄白，脉细弱。

这个孩子就是典型的正气不足，尤其是肺气虚损，肺卫不固，所以抵抗外邪能力下降，就容易感冒。家长可以试试给孩子吃黄芪粥，为孩子补正气，让正气抗邪。

黄芪是一种很有价值的药材，它味甘，性微温，可以入脾经、肺经，既可以补肺气、固体表，又能补脾气，还可以补虚，治小儿百病。而且黄芪不像人参大补元气，黄芪补气的作用相对比较和缓，更适合孩子。

但黄芪补气有个缺点，它有温燥之性，补气速度相对较快，所以吃了之后容易上火，而且它还有壅滞脾胃的作用，本身消化不良的孩子吃后可能起不到补脾的作用。因此做黄芪粥的时候要注意，并不是把黄芪和大米放一起煮，而是要将黄芪通过"三煎三煮"的方式熬成药汁，这样可以和缓一下黄芪的药性，然后用药汁加大米一起煮粥。

做法：首先取 30 克黄芪，加入 10 倍水一起烧开，中火煮 30 分钟后将药汁取出；然后将第一遍煮过的黄芪加入等量的清水，再煮 15 分钟，取药汁备用；第三遍重复第二遍的操作。最后将这 3 次煮的药汁放在一起，加入淘净的粳米，煮成稀粥即可。

方中黄芪的量不宜太多。黄芪和粳米相配，平补正气，适用于长期患鼻炎、鼻窦炎的孩子。孩子对药性比较敏感，所以黄芪不宜长期服用，否则会滋腻脾胃，对于消化不好的孩子更是如此。

大枣也是补气的一个选择，它味甘，性温，入脾经、胃经，有补中益气、养血安神的作用，而且大枣药食同源，补气作用更和缓，对孩子来说更安全。过敏性鼻炎的孩子可以每天吃 5 颗大枣，可以当零食吃，或者煮粥给孩子喝，对孩子的过敏体质有纠正作用。

服用大枣、黄芪都是对鼻炎、鼻窦炎病根的调理。当鼻炎、鼻窦炎急性发作时，邪气旺盛，这时候只补正气的做法就不恰当了。此时应该通鼻窍，首先缓解孩子的痛苦，治疗以驱除邪气为主。

因风寒邪气而引起的鼻炎、鼻窦炎可以喝点辛夷花粥，即用辛夷花 10 克煮粥。家长需要注意辛夷花放入锅中的时机，应该先煮粥，粥熟时加入辛夷花煮 5 分钟即可。煮太长时间会破坏辛夷花的药性。辛夷花性温，味辛，归肺经、胃经，可以散风寒、通鼻窍。也可以将辛夷花放入香囊中随身携带。

因风热邪气而引起的鼻炎、鼻窦炎可以喝点菊花粥，同样是在粥煮熟时再加入菊花，防止破坏药性。菊花性微寒，味辛、甘、苦，归肺经、肝经，可以疏风散热、解毒明目。

需要注意的是，治疗风寒、风热等邪气引起的表证时，往往以发汗祛邪为主，喝辛夷粥、菊花粥的目的也是如此。这一类发汗的药食物都不能久服，也不能一次吃太多，否则发汗多了，就会消耗身体的气，使气更虚。

·给孩子通鼻子，试试小儿推拿

我有一个邻居，她是一个特别注重养生的人，对待孩子也是这样。她无意中发现一个儿科推拿的沙龙，闲来无事便去参加了，学到了几招常用的儿科推拿手法。正好她家孩子鼻炎犯了，她立即灵活运用，给孩子推拿了一段时间，结果很神奇，孩子鼻炎很长时间都没发作。

由此可见，推拿治疗鼻炎的效果是十分显著的，它不仅无毒无不良反应，还容易上手操作，而且孩子接受度也高。所以孩子生病时不妨给孩子推拿，不仅有缩短疾病病程的作用，还能预防疾病发作，而且作为一种家长孩子互动的方式，能给孩子极大的心理安慰。

不少学术沙龙、养生节目都说推拿有好处，治百病，于是很多家长就用从电视节目中学来的方法治疗孩子所有的疾病。这样的做法就是一个广撒网的过程，没有针对性，往往疗效不尽人意，还会被家长认为儿科推拿没有用。

其实这样的做法是错误的。每一种疾病在不同的个体上都有不同的特点，不能将同一个方法套用在所有疾病上，不能只凭学到的一招半式就想用推拿治百病，这是不现实的。治疗鼻炎、鼻窦炎也是如此，我们应该抓住鼻炎、鼻窦炎发病的病机，拟定大的治疗方向，再根据鼻炎、鼻窦炎的证型加以具体调整。

鼻炎、鼻窦炎发作的病机是肺气失宣，鼻窍壅塞，根本原因是孩子脾、肺不足。所以推拿治疗鼻炎、鼻窦炎应该把握一个原则，就是宣肺通窍，治标除邪，补益脾肺，扶正治本。通过推拿的手法刺激穴位、经络，以达到疏通经络、调畅气血、祛邪扶正的目的。

首先可以推拿鼻子局部，缓解鼻部的症状，采用鼻部四步操作法。让孩子平躺在床上，固定孩子的头部，操作时在皮肤上擦点橄榄油当作介质，防止对孩子皮肤产生伤害。

第一步，用拇指螺纹面推擦鼻翼到鼻根的一条线，约 20 次，速度稍快，让孩子的鼻翼有微微发热的感觉。这样做可以快速疏通鼻部的经络，调动局部的气血。注意，如果有鼻涕流出时，要及时擦掉。

第二步，顺时针按揉孩子鼻根的位置，大约 100 次即可。

第三步，拇指推鼻根，示指推鼻翼的软骨，两个手指相对用力，交替扳动鼻软骨，左右各 20 次。

第四步，按揉鼻子附近的迎香、鼻通、印堂穴，各 50 次。

鼻部四步操作法只是对局部的治疗，但孩子的肺、脾两虚的问题还没解决，需要再配合补益脾、肺的处方扶正气。基本处方为：开天门 50 次，推坎宫 50 次，揉太阳 50 次，揉风池 1 分钟，补肺经 200 次，补脾经 200 次，点揉肺俞、脾俞各 2 分钟。

天门在两个眉头中点到前发际的连线，坎宫是眉头到眉尾的一条线，太阳在眉尾和外眼角连线的中点向后 1 寸的位置，三者都能治疗外感邪气引起的疾病。风池在枕骨下缘，胸锁乳突肌和斜方肌之间的凹陷中，可以疏散风邪。家长在孩子鼻炎、鼻窦炎发作时可以推拿这四个位置，能起到驱散外感邪气的作用。

儿科推拿使用的穴位和传统的腧穴不同，有点状的，有线状的，还有面状的，而且在手上的穴位居多。脾经、肺经就是面状的穴位，且都位于手上。脾经位置在拇指指节的指腹面，肺经在无名指指节的指腹面。沿着拇指、无名指的指腹面顺时针旋推就可以达到补脾经、补肺经的目的，从而治疗因脾肺虚而引起的鼻炎、鼻窦炎。

肺俞位于第 3 胸椎棘突下旁开 1.5 寸的位置，脾俞位于第 11 胸椎棘突下旁开 1.5 寸，点揉脾俞、肺俞同样有健脾益肺的功能。

所以整个处方意在扶正气兼祛邪气，祛除鼻部拥堵的邪气之外，还可以增强孩子的体质，减少鼻炎、鼻窦炎发病和复发的概率。

如果外邪入里化热，侵犯及肺，沿经络上传到鼻而引起鼻炎、鼻窦炎，热邪炽盛，发于体表形成外热时，可以用推拿的方式给孩子清清热。同样推荐一个在孩子上肢就可以操作的穴位——天河水。

它的位置我之前提到过，是腕横纹中点和肘横纹中点相连的一条线，是一个线状的穴位，可以清除外感热邪引起的发热症状，对阴虚导致的潮热，以及体内其他因素产生的热十分有效。操作方式切记是从腕部推向肘部，或者示指、中指两指蘸点水，沿腕部到肘部的方向拍打，不可反方向进行。

如果孩子脾虚导致消化不良，对鼻炎、鼻窦炎也会有影响。可以按揉足三里、中脘，掐掐板门，也就是手掌大鱼际的位置，帮助孩子消消食、开开胃，让脾更好地恢复功能。饮食调理也是同理。孩子脾虚消化不良时，不能一味地补脾，否则会壅滞脾胃，使得胃中积滞，积久了就会化热伤津。因此要注意兼顾补脾和开胃，脾气升，胃气降，运化如常，疾病才能治好。

除了儿科推拿外，还有很多中医外治的方法可以治疗鼻炎、鼻窦炎。比如贴耳豆，用王不留行子贴压在内鼻、肺、脾以及神门、内分泌等穴位上，每次只需贴一只耳朵，每日揉5次左右，贴3～5天即可取下，然后换另一只耳朵贴。

因为贴耳豆按压穴位的时候会有疼痛感，孩子可能会抗拒，家长可以采用有趣的方式让孩子接纳。比如用另一种方式将耳豆介绍给孩子，告诉孩子"能贴耳豆的孩子都很厉害，一般人都没机会贴耳豆"。用各种方式减少孩子的恐惧感，激发孩子对耳豆的兴趣，治疗的效果才会好。

·如何帮助孩子预防鼻炎、鼻窦炎

近年来孩子鼻炎、鼻窦炎的发生率、复发率逐年上升，对孩子和家长都形成了很大的困扰。我身边有个朋友，经常饱受鼻炎的痛苦，鼻炎犯的时候，晚上睡觉时常会突然呼吸不上来，连续擤鼻子好几次才能有所缓解。了解了朋友的病史后，才知道鼻炎也是她的老毛病了，很小的时候就开始发病，近来情况更加严重，甚至晚上躺不下来，只能坐着睡觉，严重影响了她和父母的生活质量。由此可见鼻炎对孩子的影响，不仅危害孩童期的健康，而且如迁延到成年后，会对其持续产生困扰。

经过大数据的调查与统计，我发现凡是家长听从医嘱，平时在家给孩子做调理的，孩子的鼻炎、鼻窦炎复发率都大大降低，可见未病先防对鼻炎、鼻窦炎的重要性。所以不管多晚，希望家长从现在起重视孩子的日常护理和预防保健，呵护孩子的健康。

预防鼻炎、鼻窦炎，需要遵循以下原则：节饮食，调起居，和喜怒。

首先是在饮食方面的调护。尽量给孩子少吃辛辣刺激、肥甘厚味、寒凉的食物，可以多吃水果蔬菜，补充足够的维生素 C，保持大便的通畅。

其次，在起居方面，培养孩子良好的生活习惯。培养孩子规律休息的习惯，良好的休息是保证健康的前提；平时让孩子注意卫生，教育孩子饭前便后洗手，并帮助孩子戒掉坏习惯，比如用手挖鼻孔；还要注意家里的卫生，经常开窗通风，打扫家中的卫生，保持室内空气清新湿润，避免让孩子接触有害气体；当气候变化时注意保暖，防止孩子突然接触冷空气。

要经常带孩子出去锻炼身体，增强孩子的体魄。锻炼应以有氧运动为主，比如步行、慢跑、登山、爬楼梯等。但患鼻炎、鼻窦炎的孩子锻炼不是无限制的，这样的孩子不适合剧烈运动，运动量不能太大，运动时若有不适要立刻停止，否则会伤害到孩子的气，时刻谨记"过犹不及"。

可以用游戏的方式教孩子一些保健操，比如面部的按摩操，擦面、擦鼻等。擦面的操作是双手相互搓，搓热手掌，将手掌从鼻两侧开始擦向前发际线，然后沿着耳边下降。每次操作 10 ~ 20 下，一天一次。擦鼻就是让孩子将手指放在鼻翼两侧，沿着鼻根到迎香的一条线反复擦，操作 20 ~ 30 下，一天一次。这两种手法都可以帮助疏通面部、鼻部的经络，使面部气血运行通畅。

最后，和喜怒就是要调节孩子的情绪。鼻炎、鼻窦炎比较严重的话，对睡眠、生活都很有影响，就像我朋友的鼻炎，睡觉都无法躺着，睡眠质量非常差。而孩子要想发育，充足的睡眠是必需的，睡不好，满足不了身体的需求，自然心情不会好。而且长期鼻塞的话，体内或多或少会缺氧，影响大脑的发育，导致学龄期的孩子在学校跟不上课程，在压力之下也会产生不良情绪。

因此家长要注意观察孩子的情绪，及时通过听音乐、聊天、玩耍等方式帮助孩子调节情绪，为孩子树立"鼻炎、鼻窦炎可以治好"的信心。

当孩子鼻炎、鼻窦炎发作时，做好调护工作可以缩短疾病的病程，让鼻炎、鼻窦炎更快康复。这时要让孩子多卧床休息，减少正气的消耗；清淡饮食，多饮水，吃容易消化的食物；室内可以用醋熏一熏，杀杀菌，清洁空气。鼻塞严重的话，可以拿热毛巾敷敷鼻子，缓解鼻内黏膜的肿胀，并且吸入热的蒸汽，也有助于鼻腔的通畅。

鼻腔内分泌物较多时，要注意擤鼻涕的方式。擤鼻涕时，不能两手同时捏紧鼻孔使劲儿，它会导致鼻内压力突然升高，使鼻涕中的细菌由鼻窦进入到内耳，形成中耳炎。正确的做法是先堵住一侧鼻孔，稍稍用力将鼻涕擤出，然后交替进行。如果鼻腔内鼻涕变干时，不要让孩子用手挖鼻孔，防止手上的细菌侵入鼻窍，可以使用棉签湿润后慢慢带出。

第六章
腺样体肥大，让孩子最痛苦的病

·腺样体肥大，父母和孩子的噩梦

很多家长从未听说过腺样体，以至于常常忽略了孩子腺样体肥大的发生，等发现明显的症状时已经为时过晚，给孩子造成了不可逆的损伤，使得孩子和家庭都备受煎熬。那么，什么是腺样体呢？

腺样体隐藏在孩子鼻咽顶壁与后壁的交界处，是一种淋巴组织，相当于身体的一道防御线。它的外形很特殊，像半个被剥了皮的橘子，表面是凹凸不平的，有五六条明显的纵行沟裂。由于其独特的外形及所处位置，病毒和细菌容易存留在沟裂中，从而诱发上呼吸道感染。当儿童机体免疫力降低，如受凉、感冒时，细菌就会在此处繁殖，引发急性腺样体炎，表现出突发高热、鼻塞、呼吸困难。当腺样体反复发炎时，还会出现腺样体的病理性增生。

孩子的鼻咽部比较狭小，腺样体肥大很容易引起鼻塞，使得孩子不得不张口呼吸，经常会影响其睡眠质量。出现腺样体增生的孩子睡眠时会有呼吸困难、鼻塞、打呼噜、张口呼吸的表现，尤其在平卧时呼吸更为困难，严重的孩子甚至不能平卧，需家长抱着才能入睡。孩子睡后也不踏实，会频繁翻身，或者频频哭闹。

肥大的腺样体会使上气道呼吸受阻，孩子易出现反复上呼吸道感染，鼻炎、鼻窦炎反复发作，结果使腺样体进一步肿大，形成恶性循环，不易缓解。鼻塞还会使鼻涕向咽部倒流，刺激下呼吸道黏膜，引发孩子不明原因的咳嗽，进一步使孩子免疫力下降。因此，腺样体增生的孩子容易反复发生呼吸道感染性疾病。

腺样体肥大经常会有炎性渗出，但由于增生的腺样体阻塞鼻腔，使得炎性渗出蔓延至咽鼓管，引起渗出性中耳炎。儿童腺样体肥大并发渗出性中耳炎的概率为74.3%，所以很多腺样体病理性增生的孩子会有听力下降的表现。

腺样体肥大还会导致发育障碍。腺样体肥大的孩子长期用口呼吸，在气流的冲击下，硬腭高拱，会使面部发育变形，出现上唇短厚翘起、下颌骨下垂、鼻唇沟消失、上切牙突出、咬合不良等表现。由于面部肌肉活动受限，孩子面部缺乏表情，这在医学上被称为"腺样体面容"。

长期鼻塞还能导致脑部缺氧，出现精神萎靡、头痛、头晕、记忆力下降、反应迟钝等现象，引起脑发育不良。

腺样体肥大的孩子在睡眠过程中发生脑部缺氧，不仅影响孩子的智力发育，还影响身体的发育，导致孩子生长缓慢。睡眠中的其他症状如打鼾伴憋气（即呼吸暂停）、张口呼吸等会不同程度影响儿童的生长发育，如引起呼吸、发育、神经认知等方面的异常，严重者甚至引起儿童的猝死。

腺样体肥大对孩子的影响是非常巨大的，因此及早诊治是十分必要的。如果家长发现孩子经常有鼻塞或睡眠时打鼾的情况，应及时带孩子去医院检查一下，看看孩子是否存在腺样体增生的问题。儿童腺样体检查经常采用的方式是电子鼻咽纤维镜检查和鼻咽侧位片，可以明确腺样体的大小。

由于现在的孩子常食肥甘厚味，生活不规律，极易导致反复发生呼吸道感染，从而促使腺样体增生而发病。根据 2009 年全国流行病学研究，孩子腺样体增生的发病率达 89%，而且 55.6% 儿童腺样体是中重度肥大，每年行腺样体切除术的儿童达百万。家长从这组数据中应该受到启发，必须重视腺样体肥大这个疾病，及早发现，及早治愈，将其扼杀在摇篮里。

儿童腺样体肥大严重时西医诊治会采取手术切除，但手术容易损伤软腭而引起软腭麻痹，引起耳咽管口闭塞并发卡他性中耳炎；还可能损伤咽壁，造成瘢痕过多而致咽部干燥；而且手术后还有容易复发的问题。很多家长因为心疼孩子而不接受手术，故而求助中医。

虽然我说腺样体肥大是父母和孩子的噩梦，但家长也不能被其震慑，应树立起腺样体肥大可治愈的信心。尤其中医治疗腺样体肥大的效果非常可观，很多不明孩子长期鼻塞、打鼾原因的家长来找我看病，根据辨证用药后，孩子不再鼻塞，能够闭口呼吸，整夜安睡，再无缺氧情况出现。

· 这些症状可能都是腺样体闹的

上个月我看到了这样一则新闻：湖南长沙一个 7 岁的小女孩被父母带去了医院，孩子的爸爸面带怒色，探其原因竟是因为爸爸认为女儿长相太丑，怀疑这不是自己的孩子。这位爸爸说女儿小时候十分可爱，几乎人人喜爱，然而从四五岁以后却发生了变化，刚开始爸爸还安慰自己女大十八变，但孩子却越长大越难看，因此才心生怀疑。

这个女孩牙齿向外凸，脸也向外凸，状似鱼形，确实不好看。有经验的医生看到之后先安抚了孩子爸爸，然后给孩子做了个检查，发现女孩的腺样体非常大，已经将呼吸道阻塞了 3/4，诊断其为腺样体肥大。医生表示，在孩子 7 岁面部还未发育完全的时候及早治疗，面部还是可以恢复正常的。孩子爸爸这才放心。

在这则病例中，先不谈这位爸爸的态度、做法是否正确，我们可以得出一个结论，腺样体肥大的知识普及率不高，很多家长根本不知道何为腺样体肥大；腺样体肥大容易被忽视，常常产生了严重的影响时才会被发现，如案例中孩子长相变丑的问题。因此，我从以下几个方面谈谈孩子腺样体肥大容易被误解的症状。

鼻塞是腺样体肥大的信号

当发现孩子鼻塞了，家长误以为孩子就是得了感冒，但如果孩子鼻塞是在晚上睡觉时加重，并且出现睡觉打呼噜、张口呼吸、睡觉不安稳、容易翻滚等现象，严重时甚至会出现憋醒或呼吸暂停，这时候家长要注意了，它很可能源于腺样体肥大。这些症状都是缺氧的表现，鼻部呼吸道因为肿大的腺样体而变狭窄，呼吸不通畅，就会发生打呼噜等现象。

腺样体肥大可并发鼻炎、鼻窦炎

腺样体肥大的孩子常常会有长期鼻塞、流涕的现象，容易被误诊为鼻炎或鼻窦炎。家长需要谨记，腺样体肥大也会并发鼻炎、鼻窦炎，出现鼻塞、鼻子发痒、说话带有鼻音等症状，孩子经常有揉鼻子、揉眼睛等行为。因此家长一定不能过早妄下判断，要结合其他的症状来判断孩子得了什么病。

腺样体肥大可并发中耳炎

我们先来了解一个结构——咽鼓管。咽鼓管是一条长长的管道样结构，它连接着鼻咽部和鼓室，所以叫作咽鼓管。儿童的咽鼓管和成人是不太一样的，儿童的咽鼓管走行较平，管道更短，生病的概率也更大。当肥大的腺样体压迫到咽鼓管时，会造成咽鼓管阻塞，炎症就会从腺样体蔓延到咽鼓管、鼓室，由于分泌物的刺激，导致中耳积液，从而发生中耳炎，影响孩子的听力。

腺样体肥大的典型表现——腺样体面容

前面案例中孩子的"丑"长相，其实是腺样体面容。我们前面提过，腺样体肥大导致呼吸道狭窄而出现缺氧的症状，儿童的身体为了改善这一现象，就会朝着易于吸纳氧气的形式改变，使得颅骨面部发生变化：上颌骨变长，嘴巴上壁抬高；鼻尖上翘，人中沟凹陷消失；上嘴唇上翘，下嘴唇增厚、外翻；牙齿排列不整齐，上部的牙齿外凸。

缺氧还会导致孩子面部肌肉没有力气活动而出现面部表情少，表情呆滞。这样典型的面部变化就是腺样体面容的标志，它的出现代表着腺样体肥大。所以家长看到孩子越来越"丑"时，需提高警惕，到医院为孩子检查身体，以免错过最佳治疗时期。

腺样体肥大伴生长发育障碍

孩子要想长个儿，一种激素起到了非常重要的作用——生长激素。大部分的生长激素是在孩子深睡眠的状态下产生的，但腺样体肥大的小朋友晚上睡觉不安稳，经常处在浅睡眠的状态，生长激素分泌得少，再加上孩子长期缺氧，不利于身体吸收营养，长此以往，孩子自然长不高。

腺样体肥大伴智力发育障碍

长期缺氧不仅仅影响身体的成长，对孩子大脑的发育也是不利的。这会导致孩子注意力不集中，反应迟钝，说话比别的小朋友慢，经常提不起精神。家长要提高警惕，不要以为是孩子发育晚，一定要结合其他关键症状判断是不是腺样体肥大。

腺样体肥大可导致心理障碍

父母们平时除了要关心孩子外在的发展外，也要多注意孩子的心理，多与孩子交流，听听孩子的想法。已有研究调查证明，许多腺样体肥大的孩子同时伴随着心理行为方面的异常，比如孩子不愿意交朋友，不愿意交流，在学校经常有违反纪律的行为，或者打架次数增多等。

案例中爸爸当着孩子的面嫌弃孩子丑的行为是不可取的。父母的情绪决定着孩子的心情，会加重孩子的心理问题，因此家长应该端正态度，多和孩子说说话，对孩子要有耐心，多关心孩子的日常表现，因为很有可能是孩子生病了。

腺样体肥大多发生于 2 ~ 8 岁的儿童。只要细心观察，就会发现上面所谈的症状就是腺样体肥大的表现。通过本节的分析，相信父母们已经对腺样体肥大有了清楚的认识，也有了辨识孩子是否得了腺样体肥大的能力。父母们也不必过于紧张，要冷静思考、判断，早发现，早治疗，孩子发育还未定型，尚有恢复正常的机会。

·腺样体肥大了，一定要切除吗

腺样体肥大危害孩子的健康，主要在于它的存在影响到了孩子的通气功能，并且产生了并发症，因此西医在治疗这类腺样体肥大时，会采取手术治疗的方式。那么问题来了，相信这也是所有家长疑惑的：腺样体肥大了，一定要切除吗？对于孩子腺样体肥大如何解决这个问题，家长们持两种相反的态度。

一部分家长认为孩子腺样体肥大，症状明显的，可以到医院切除腺样体，这样可以有效除掉病灶，快速解除肿大的腺样体对周围组织的压迫，防止并发症的发展，而且还能"根治"腺样体肥大，没有腺样体了，就不会再发生肥大了。基于这样的思想，甚至会有家长认为，应该给孩子"未病先防"，切掉腺样体，杜绝腺样体肥大的发生。

还有一部分家长持相反的意见。他们认为手术无法避免意外事故的发生，而且术后的疼痛感及后遗症会给孩子造成巨大的痛苦，因此很多家长来我这里就诊都是因为不接受手术的治疗方式。

那么究竟应不应该切除腺样体呢？我从以下几个方面来做一个分析。

首先，我们需要纠正一个错误的想法——通过切除病灶来达到"根治"疾病的目的，这个想法是万万不可取的。

人是一个统一的整体，切除病灶破坏了孩子身体的完整性，对孩子的健康或多或少是有影响的。并不是所有的疾病都能找到一个具体的确切的病灶。比如很多人会有乏力、失眠的症状，到医院检查，各项生化指标正常，B超、CT挨个检查过去，结果全是正常的。类似这样的疾病，没有明确的病灶，在中医里只是气血、功能的失常，没有涉及器官、组织的病变，无"源"切除。

而通过切除腺样体预防腺样体肥大发生的做法更是滑稽。夸张一点描述，岂不是切除肝脏，肝硬化、肝癌就不会发生了？切除子宫，就不会有子宫肌瘤的可能性了？但要知道，在切除子宫的同时，也就等于放弃了孕育后代的功能。以此类推，腺样体是否应该切除的问题，家长需要衡量腺样体的重要性，以及切除腺样体的危害性后再做决定。

那么我们再来回顾一下关于腺样体这个组织的知识。腺样体即咽扁桃体。在我们平时生活中，经常有人说"今天扁桃体发炎了"，几乎没有听到过有人腺样体发炎了，这是因为腺样体在孩子10岁以后会渐渐萎缩。我们大人是没有腺样体的，所以经常会忽略孩子腺样体肥大这个疾病。

为什么造物主赐予了孩子与大人不同的腺样体呢？答案其实就在

之前的章节。孩子的发育如同果实，是一个由不成熟到成熟的过程，孩子的生理功能也是如此。刚生下来的孩子只能从母乳中获得免疫物质，之后在后天的补充下孩子的免疫力才会随着他的成长渐渐增强，因此孩子的免疫力其实是不足以对抗疾病侵入的，这也是孩子容易生病的原因。于是孩子的身体为了阻挡外邪，比大人多设置了一个关卡——腺样体，而当孩子逐渐长大成人，不会轻易生病了，腺样体的作用没那么突出了，用进废退，腺样体也就慢慢萎缩了。

腺样体是淋巴组织，它和扁桃体一起，组成抵御外来邪气的第一道防线，是孩子身体的"门卫"。它向外可以通过口、鼻与外界相通，外界的邪气经口鼻侵袭人体时，首先会进攻此地，在阻挡病邪时就会消耗病邪的力量；反之，若将其切除，病邪长驱直入，对身体的危害更大。

腺样体向内通过经络与孩子的脏腑相连，脏腑气血反过来滋养腺样体，所以腺样体发炎、腺样体肥大可以在一定程度上反映孩子的脏腑经络气血的状态，能起到一个辅助诊断的作用。

也就是说，基于腺样体对孩子的防御保护作用，腺样体不应该被切除。然而腺样体具有两面性，它特殊的纵行沟裂结构使得细菌、病毒容易残留，而且它所处的第一防线的位置，使其容易受到攻击，这些潜在性的因素与孩子亚健康的体质相结合，就会发生腺样体反复发炎、腺样体肥大。

当肥大的腺样体开始压迫周围组织血管，炎症随即开始蔓延时，对孩子的身心发育、智力发育就构成了威胁。此时腺样体的作用远不及它对孩子的伤害时，是不是应该切掉它，防止它继续发展呢？这时候我们就应该考虑切除腺样体的危害性了。

其次，孩子的年龄小，对手术耐受性相对较差，承担的手术风险更大，而且手术多采用全身麻醉，对患儿的脑部发育也是不利的。手术还会有意外事故发生以及后遗症。在实施过程中，手术可能会损伤到咽鼓管、软腭等结构，使得术后可能出现反复发作的分泌性中耳炎，影响孩子的听力。术后咽后壁可能出血，但会因为孩子吞咽下去而被忽视。同时，手术过程的氛围以及术后的疼痛会造成孩子心理上的障碍。所以一般临床上治疗腺样体肥大还是以保守治疗为主。

还有一点，腺样体肥大没有非得切除的必要，因为传统中医治疗腺样体肥大的效果非常好，见效快，而不良反应很小。本人通过多年的临床经验总结，根据孩子的具体情况应用中药辨证施治，选方用药，取得了良好效果。根据孩子急慢性期不同，增生程度不同，孩子治疗一般一周见效，病情轻者 2 ~ 3 周痊愈，严重者 2 ~ 3 个月治愈。有的孩子治疗前腺样体阻塞呼吸道 2/3、3/4 或者 4/5，甚至完全堵死，经过中药治疗后腺样体会缩小到阻塞呼吸道 1/2 或 1/3。

·孩子为什么会腺样体肥大

我们一直在强调中医治疗腺样体肥大效果好，这是因为中医抓住了疾病的本质，在"防线"破坏时找出原因修补好，而不是干脆毁掉"防线"本身。要想治疗腺样体肥大，首先需要了解它发生的病因病机，抓住关键点。

为了研究腺样体肥大的发病原因，我收集了门诊5年内腺样体肥大患儿的疾病数据，对其腺样体肥大的原因做了统计分析。结果显示，大部分的孩子因频繁的上呼吸道感染而发病，比如感冒，这是腺样体肥大的主要致病因素；还有相当比例的孩子源于饮食因素，他们多有过食肥甘厚味、喜食生冷的历史；还有部分孩子有过敏反应发生。

临床上腺样体肥大不是某一个单一的因素所引起的，而是由多个因素的相互作用所致，但这些均是外因或是诱因，虽然重要，但不可局限于外因去治疗。更重要的是要知道孩子的身体因为这些外因发生了什么样的变化，即我一直在强调的病机。因此治疗腺样体肥大要结合外因与孩子的症状，找对关键的病机。

腺样体所处的位置在古代文献中称为"颃颡"，在《灵枢集注》中记载："颃颡在会厌之上，上颚与鼻相通之窍是也。"因为其所处的特殊位置，内连于脏腑，外通于自然，所以发病方式常为外感邪气以及内伤疾病，其病机常与肺、脾二脏功能失调以及气血瘀滞有关。

腺样体发病初期常常是肺经蕴热，壅塞清窍所致。腺样体位于呼吸道，属于肺系。肺有司呼吸、卫外的功能，当风热之邪侵袭人体，或者风寒邪气化热，壅塞肺经，肺经蕴热，宣发肃降失常，气道不通，颃颡开合不利。邪热沿肺系上客于颃颡，瘀滞于此，久久不去，气血运行不畅，逐渐瘀阻，结为此病。

腺样体发病的中后期，邪毒耗伤肺卫之气，尤其久病体弱的孩子，肺气虚弱，更易受到邪毒的侵袭，而且无力祛邪，邪气瘀滞于清窍就会发为此病。而且病久失养、小孩子喜好肥甘厚味，都会损伤到脾胃，使得脾胃虚弱，运化无力，湿邪内生，停于颃颡，也会引起腺样体肥大，导致呼吸不畅。

腺样体肥大久治不愈，邪毒久留不去，"久病入络入血"，久病成瘀，壅塞脉络，阻碍气血运行，血停气滞，也会迁延或加重此病。

临床上腺样体肥大主要分为3个阶段：外感期、迁延期、缓解期。第一个阶段是外感期，肺经蕴热，壅塞清窍，常常表现为鼻塞、流鼻涕，鼻涕色黄、量少，鼻子呼吸有灼热感，有少量黄痰，常常会口干，小便黄。舌头的表现也很明显，舌边是红红的，苔薄，泛黄色。用鼻内窥镜观察腺样体，肿大、颜色发红，触之不硬。

迁延期时，肺通调水道的功能失常，脾运化能力减弱，水液凝聚成痰，阻于颃颡处与瘀滞的气血相搏，常常为痰瘀互结。这一阶段的表现为鼻塞严重，持续不减，鼻涕或黏黄或黏白，说话鼻音重，头晕或头发涨，听力和嗅觉均有减退。舌头颜色偏暗红，舌苔上有瘀点，舌下有络瘀。腺样体肿大、颜色暗红，有血丝，触摸较硬实。

缓解期时，疾病进程久，耗伤了体内的气血，表现为肺脾气虚。这一阶段的主要症状为：鼻塞时轻时重，遇寒冷时症状加重，咳嗽痰稀，容易得感冒；孩子经常倦怠乏力，不想说话，食欲不佳，并且常常拉肚子；舌头颜色偏淡，苔白；腺样体肿大、颜色偏淡，上有白色分泌物，触之柔软。

腺样体肥大的基本病机为邪羁、气滞、血瘀、痰结，与肺、脾二脏密切相关，其核心是痰之所生。脾主运化水湿，肺主通调水道，二者虚则水液聚积为痰。痰是比水湿性更大的产物，它的特性就会导致气机运行不通畅。气为血之帅，气行则血行，那么当孩子体内气运行不畅的时候，无力推动血液运行，血停留不动，就会引起血瘀。所以腺样体肥大不是单单　个要素产生的，它是痰湿、气滞、血瘀共同作用的结果。

因此当孩子发生腺样体肥大时，家长不要着急给孩子治疗，需要做到以下几步：首先，根据孩子典型的症状判断孩子是不是腺样体肥大，尤其注意与鼻炎、鼻窦炎、感冒相区别；其次，根据孩子带有寒热偏性的症状与舌脉，推导孩子腺样体端肥大的类型及病理要素；最后，腺样体肥大往往是多产物结合作用所致，所以家长应该判断是哪项病理产物为主，以此来决定治疗的重点。

·孩子腺样体肥大，消痰、化痰兼顾理气

腺样体肥大多责之于孩子的肺、脾虚弱，使得脾生痰、肺贮痰。痰之所生为本病的病机核心，因此治疗时一定要把握消痰、祛痰的原则。临床上多采用中药内服的方法，标本兼治，不仅可以在保留腺样体的基础上缓解腺样体肥大引起的症状，将其带给孩子的痛苦降到最低程度，而且具有远期疗效，能够预防腺样体肥大的反复发作。

前面内容多次讲过健脾可以恢复脾运化的功能，痰液自然消失。也就是说，治痰应从脾入手，健脾燥湿，痰液得去。但其实单纯的健脾并不能达到治愈腺样体肥大的目的。因为腺样体肥大并不像我们可

以吐出来的痰，是有形状、颜色、质地的，它其实是无形的痰，所以应该以恢复气机通畅为重点，祛邪理气，使气顺带动血液、水液运行，从而治疗痰凝和血瘀。治疗腺样体肥大时，在祛邪的同时应兼顾理气，从肺主管呼吸的功能出发，兼顾肺脏的治疗。

外感期肺经蕴热，壅塞清窍，这一阶段发病的时间不长，病理因素主要是热邪壅滞，导致气机不通，那我们治疗的关键就是要消除拥堵的邪热这个病理产物，治疗应该以清热散邪、宣肺通窍为原则。

这类的孩子我常常给他喝黄芩汤。黄芩汤里面的连翘、薄荷、荆芥都有祛除表邪、宣通鼻窍的功效；黄芩、栀子、桑白皮能够清泄肺热；桔梗清肺热，并能载其他药物上行至肺，起到治疗的作用；甘草调和诸药。方中药物共同作用，恢复肺宣发肃降，主司呼吸的功能，使气机通畅，邪气得去。

腺样体肥大的孩子多受鼻塞、流涕的影响，因此治疗时可以加入通鼻窍的药物，改善鼻部的症状，缓解孩子的痛苦，如薄荷、辛夷、白芷等。而热盛伤阴，所以治疗外感期腺样体肥大还应注意养阴生津，顾护津液。

值得注意的是，因为腺样体肥大往往需要相当长疗程的治疗，因此有的家长给孩子吃了一段时间汤药后，发现孩子的症状有所缓解，就自行去药店按方继续抓药给孩子吃。这样的做法是错误的。清热散邪的药多寒凉，而孩子本身肺、脾不足，容易被药物伤及正气，所以治疗时要中病即止，不能过度使用。若发现孩子的打鼾症状减轻，原方子的汤药就不该继续服用了。

迁延期时痰瘀、气滞互结，腺样体肥大的发病时间长，病理产物互相结合，影响较深。痰瘀引起气滞，气滞会加重痰瘀，治疗时间也相应较长。治疗应该以去除病理因素为主，同时还应兼顾理气，帮助身体恢复气机升降，这也有助于痰瘀邪气的处理。

这类孩子吃通窍活血汤合二陈汤效果显著。方中桃仁、红花可以疏通血脉，活血化瘀；老葱、麝香可以开窍通阳；川芎既可以行气，又可以活血，是"血中之气药"；配合半夏、陈皮、茯苓、甘草之二陈汤能够行气健脾，祛痰散结。诸药合用，使病理因素去除，气机就能运行顺畅，继而推动血液、水液运行，加强疗效。

缓解期时，病情持续较长，而且容易反复，对正气的损伤多，肺、脾虚弱，孩子的身体没有"精力"来对抗邪气，因此这一阶段脾、肺不足为本，痰、瘀互结为标，所以治疗重点为补益肺脾，加强孩子的正气，治疗原则以补益肺脾为主。

这类孩子我会给他吃温肺止流丹加减。方中人参、甘草、诃子可以补肺敛气；细辛、荆芥能疏散表邪；桔梗可以散结除涕，并载药上行；然后加入黄芪、白术补益肺脾。

若孩子是以脾虚为主要表现，就应该以补脾为主，可以用补中益气汤。

前一段时间有一个6岁的女孩儿，晚上睡觉打鼾，持续了半年多，在受风后会加重，很容易感冒。家长十分担忧，带孩子到医院做了个检查，鼻咽部的X线结果显示，孩子腺样体中度肥大，于是来找我就诊。就诊时孩子鼻塞，呼吸不畅，晚上睡不踏实，张嘴呼吸。孩子爱出汗，不爱吃饭，进食减少，大便偏稀，舌淡苔薄白，脉细弱。

　　这个孩子是肺、脾两虚的表现，肺虚不能固表，腠理不致密，就会多汗，容易受风邪侵袭而引起感冒，应当益气固表，补益脾肺。我给孩子开了玉屏风散合二陈汤加减。孩子吃药一月余，汗出得不多了，感冒次数明显减少，打鼾次数显著降低，睡觉也安稳了许多。复查鼻咽部 X 线片，显示腺样体肥大明显消退。

·孩子腺样体肥大，中医外治法有辅助治疗作用

　　腺样体是孩子内外沟通的一个桥梁，因此除了内服汤药治疗腺样体肥大外，还可以结合外治的方法，内外兼顾，治疗更快。而且这些外治手段都是绿色疗法，对于改善腺样体肥大孩子的临床症状很有帮助。

　　临床上针灸治疗腺样体肥大已取得很好的效果。临床上常用的处方：针刺曲池透臂臑，配伍肺经列缺、肝经太冲、胃经丰隆。方中主要穴位为手阳明大肠经的腧穴。手阳明大肠经的循行路线经过鼻，因此针刺曲池透臂臑可以治疗位于鼻内部的腺样体肥大；而曲池透臂臑的操作，有引导针感传递之意，将针感沿着大肠经传至病所，以达到治疗的目的。

　　腺样体肥大的病位在肺，因此手太阴肺经的列缺可以治疗其所属经脉上的疾病。列缺还能调节肺脏的气机，通利肺气，恢复气机升降，气行推动血行、水液行，有助于腺样体肥大的治疗。列缺是八脉交会穴，通于任脉，任脉的循行通过咽喉，因此列缺可以通过任脉对鼻咽交界

处的肥大腺样体起到治疗作用。

腺样体肥大的根本病机在于痰凝，因此化痰散结十分重要，方中丰隆的作用正是如此。同时，丰隆是足阳明胃经上的腧穴，有通降胃气之功，可以帮助肺脏恢复气机；且丰隆有并胃消食的作用，能帮助孩子更好地吸收汤药中的药力。

太冲位于足厥阴肝经，其"循喉咙之后，上入颃颡"，因此可以治疗经脉所过之处的腺样体肥大等疾病。太冲还有疏肝理气之功，对恢复气机的升降也有益处。

不同于针刺的不可操作性及危险性，推拿相对来说更容易上手，更适合家长在家操作，可以在孩子饱受疾病的痛苦时帮助缓解症状。

腺样体肥大给孩子造成的痛苦主要源于它的病理性增大，压迫了周围的组织，造成了缺氧、炎症的状态。因此，当腺样体肥大造成的鼻塞、打呼噜、咳嗽症状明显时，推拿的主要目的就是减轻腺样体的肿胀。这时主要以局部的推拿为主，可以采用治疗鼻炎、鼻窦炎的处方——鼻部四步操作法，配合开天门、推坎宫。操作时间各1～2分钟，实施时在孩子皮肤上涂橄榄油充当介质。刚开始家长不能把握好力度、深度，所以不宜使用太大的力，应从轻手法开始，不宜时间过长。

除了缓解腺样体的肿胀外，还应针对腺样体肥大的病机进行推拿。腺样体肥大的根本病机是痰凝、气滞、血瘀相互交结，因此推拿应把握健脾祛痰、补肺理气、活血化瘀的原则。补肺经、补脾经，按揉肺俞、脾俞各2分钟，按揉足三里、天枢、列缺各300次，长期坚持可以补益孩子不足的脾、肺二脏。脾恢复健运，则运化水液有功，痰液得去；

肺宣发肃降得常，则气机通畅，推动血液、水液运行。

还可以推擦督脉、膀胱经，以透热为度；捏脊 3~5 次。人体的后背为身体阳气充盛之地，是我们身体的藩篱，外感邪气首先侵于此处。常给孩子推擦督脉、膀胱经，捏捏脊，可以疏通经脉气血，使其卫外功能有物质上的保障。

除此之外，可以给孩子按揉具有祛痰、理气、化瘀特效的穴位。如丰隆为祛痰要穴，膈俞活血化瘀功效强，太冲、合谷理气的作用明显。每个穴位按揉 300 次左右，坚持下去就会有好的变化。

作为常用保健手段的艾灸，也可以用来治疗腺样体肥大。艾灸有通经活络、祛除阴邪、消肿散结的功效。家长可以给孩子灸一灸身柱、丰隆。身柱位于督脉，在第 3 胸椎棘突下，是治疗肺系疾病的要穴。艾灸身柱穴可以宣肺散风，通阳散结。丰隆是治痰的要穴。艾灸丰隆穴可以祛湿、化痰、安神，缓解腺样体肥大孩子睡不好觉、打鼾的问题。艾灸容易操作，疗效显著，而且容易被孩子接受，因此是治疗腺样体肥大的常用手段之一。

· 孩子腺样体肥大，家长需要注意什么

腺样体肥大是一个多原因所致、多种病理产物相结合的疾病，它对孩子的影响不单单局限于身体感官的不适，对孩子的智力发育、日常生活，以及心理健康都是有危害的。因此，给孩子治疗腺样体肥大时，家长需明白，喝汤药缓解孩子不适的症状，从而恢复身体健康，这仅

仅是治疗中的一部分，还应注意以下几个方面。

腺样体肥大的孩子常会有心理方面的不健全。孩子可能会对疾病产生恐惧感；因疾病的影响，孩子的智力发育慢，尤其学龄期的孩子，会因为跟不上课程而焦虑、产生压力；腺样体肥大还会影响孩子的发育，造成腺样体面容，孩子可能因为形象不佳而产生自卑心理等。这些心理问题都会影响孩子的社交，使其变得孤僻、不合群，对孩子的成长十分不利；孩子心情久不畅达，郁而化热，甚至会加重病情的变化。

因此家长对孩子的心理疏导很重要。针对孩子可能出现的紧张、恐惧、不安等负面心理情绪，家长应给予鼓励、安慰和陪伴，帮助孩子树立战胜疾病的信心。孩子心情舒畅了，体内气机顺了，身体恢复才会快。

家长还需要防止腺样体肥大的复发。要想预防腺样体肥大再发作，家长应该避免引起腺样体肥大发病的诱因。在前面的小节中，我们已经了解腺样体肥大的原因基本上归为三大类：上呼吸道感染、饮食因素、过敏反应。针对这三个原因，家长应做出相应的预防手段。上呼吸道感染是最常见的诱发腺样体肥大的因素，因此在给孩子治疗腺样体肥大的过程中，家长要注意孩子有没有急慢性鼻炎、感冒、咽炎等并发症。若发现，应及时处理，防止加重腺样体肥大的病情。

随着物质生活水平的提高，孩子吃得越来越好，再加上家长对孩子有求必应，现在的孩子经常过食肥甘厚味，贪食凉的、生冷之品也大有其人，还有饮食不节等问题，因饮食发病的孩子愈来愈多。家长应该帮助孩子改掉不良的饮食习惯，清淡饮食，规律进食，少吃零食。

孩子的过敏反应也会诱发腺样体肥大。家长要避免让孩子接触变应原，保证室内环境的清洁、卫生，经常开窗通风；避免养宠物，防止宠物的皮毛引起孩子过敏；不要给孩子吃能引起其过敏的食物；避免孩子突然接触冷空气。

孩子一旦发生了腺样体肥大，而且影响到了其他器官组织的功能，治疗就会变得麻烦许多，所以与其在孩子腺样体肥大时四处求医，纠结于是否应该切除腺样体，不如在腺样体肥大未发生时干预孩子的身体，让腺样体没有增生的机会。因此，家长应注意孩子的日常保健，提高孩子的抗病能力。

在饮食方面，让孩子规律饮食，少吃煎炸食品，多吃水果蔬菜，为孩子的身体补充足够的维生素；适当吃一些谷类食物，比如小米、玉米面、燕麦等，这类食物富含膳食纤维及微量元素，可以促进肠胃蠕动，让孩子通过排便来排除体内的一些有害物质；还可以给孩子喝一些补益脾、肺的粥，补充正气，提高孩子的抗病能力。

注意：并不是所有的孩子都适合吃补益的中药及食物，有的孩子体内热盛，属于热滞的体质，吃太多补益的食物反而积热在体内，从而使其生病。正如《金匮要略》中所说的一句话："所食之味，有与病相宜，有与身为害，若得宜则益体，害则成疾。"所以家长应根据孩子的体质，为孩子补充膳食。

在生活方面，家长要照顾好孩子的起居，保证孩子充足、规律的睡眠；还要维持室内的环境卫生，在天气变化时及时为孩子增减衣被，减少腺样体肥大发病的条件。

适当的运动可以增强孩子的免疫力。家长可以适当带孩子参加一些室外的有氧活动，比如走路、登山、慢跑等，运动强度不宜过大，要由小到大，循序渐进，并长期坚持。运动后不能立刻喝凉水，用凉水洗脸、洗头，否则邪气会从因运动而开放的腠理侵入孩了的身体。

情志的调摄同样十分重要。父母的陪伴是孩子成长途中不可或缺的部分，家长不能因为事业而忽视孩子，应多与孩子交流，从孩子稚嫩的语言表达中体会他的喜怒哀乐；多带孩子在室外旅游、参加活动，开阔孩子的视野与胸襟；培养孩子广泛的积极的兴趣爱好，让孩子做自己喜欢的事情而舒缓情绪；家长不可以溺爱孩子，否则孩子稍有不顺心就会大发脾气，长期下去也不利于孩子的健康。

▎第七章

捏一捏，按一按，帮孩子强身健体

·小儿推拿，不花钱的保健法

推拿是在中医理论指导下运用推、拿、揉等手法作用于体表从而预防和治疗疾病的一种方法，是外治法的重要组成部分。推拿常与穴位、经络结合在一起，可以使气血通畅，营卫调畅，产生寒热温凉等不同的治疗作用。正如《推拿代药赋》中描述："寒热温平，药之四性，推拿揉掐，性与药同。"也就是说，推拿用好了，可以起到如同药物的作用。

为什么要强调"小儿"推拿呢？这是因为小儿具有与大人不同的脏腑娇嫩、形气未充、生机蓬勃、发育迅速的生理特点，同时又具有容易发病、免疫力差、传变较快、易趋康复的病理特点。因此，不能把用于大人的推拿手法照搬应用于孩子。那么小儿推拿有什么特点呢？

首先，给孩子推拿时，家长要特别注意自己的态度。家长在给孩子推拿时应该保持愉悦的心情，将推拿作为和孩子的一种娱乐方式或交流方式。推拿的同时可以做一些孩子感兴趣的事，比如唱歌、讲故事等，提高孩子对推拿的接受度。要注意对孩子的正确引导，把孩子当作大人来对待，告诉孩子这种方式可以让身体健康，少生病。千万不能把小儿推拿当作任务来完成，强迫孩子接受推拿，这会使得孩子哭闹挣扎，导致推拿的手法和位置准确度下降，还会引起孩子的抗拒心理。

小儿推拿的操作手法注意要轻重适宜，用力均匀，以轻快、柔和、平稳、着实为原则，不可用力过猛。其中推法、揉法运用最多，掐法、捏法、拿法等重手法操作时间不宜过长，且一般用于最后。小儿推拿手法常要注意方向，不同的方向补、泻的作用不同。孩子皮肤娇嫩，易受伤，所以操作时可以使用滑石粉、姜汁等介质来减轻摩擦感，避免孩子皮肤损伤。

小儿推拿的操作顺序一般是先头面部，然后是上肢，再次是胸腹腰背，最后是下肢。小儿推拿以上肢操作为主，左右均可操作，但习惯上无论男女，多采用左手。

小儿推拿常与穴位结合，但这里的穴位与大人的不完全相同。小儿推拿的穴位分3种——点状、线状、面状。比如外劳宫、二扇门是在手上的凹陷处，属于点状的；三关、天河水是在前臂上的一条长直线，属于线状的；内八卦是在手掌面的一个圆，属于面状的。

给孩子推拿时还要注意周围的环境。室内应保持一定的温度，不能太冷或太热；推拿完成后还要避免受风，防止在皮肤腠理打开时受到外邪的侵袭而生病。

给孩子推拿一般建议在白天操作，除非在晚上有治病需求时，才在晚上操作。对于1岁以内的孩子，可以在早晨给孩子推拿，将此作为唤醒孩子的一种方式。

小儿推拿之所以能帮助孩子强身健体，是因为它具有疏通经络、行气活血、补虚泻实、调整阴阳的功能。

经络是运行气血、沟通体表和内脏的通道，它通过向我们全身内外、上下运输气血来濡养全身，我们常说的"不通则痛"就体现了经脉的重要性。儿科推拿与孩子身体上的穴位和经络相结合，通过手法的刺激可以激发体内的经气，从而疏通经络。

气血是人体所有活动的基础，可以为脏腑组织提供能量。气血运行正常，生命活动才能正常进行，否则气血失和，五脏六腑、皮肤肌肉就会失去能量供应，从而产生疾病。按摩皮肤、肌肉本身就具有宣散气血的作用，若再配合具有行血气的穴位，更能起到运行气血的功效，或者通过疏通经络，也可使气血循行正常。而推拿还能通过经络作用于内在的脏腑，益气生血，使气血充沛，从而增强体质。

按照孩子生病过程中身体正气的强弱和致病邪气的盛衰，中医将疾病的状态归为两大类——虚、实。《黄帝内经》中讲过："邪气盛则实，精气夺则虚"。"虚"指的是人体的基本物质阴阳、气血、精气等不足，脏腑、器官、组织的功能降低，它表现为正气亏虚、邪气不著；"实"指的是由于孩子生病，体内产生了痰饮、水湿、瘀血、积食等本不该有的病理产物，表现为邪气盛，同时正气也不虚。

比如孩子经常拉肚子、出汗、没有力气，就是虚证；孩子吃得太多，引起了积食、不消化，就是实证。当然，虚实并不是完全对立、不可共处的，疾病的不同阶段虚实状态不同，比如孩子受到风寒邪气的侵袭引起了感冒，邪气痹阻在肌表，正气奋起抗争，这就是实证；但若感冒长时间不痊愈，邪气消耗了孩子体内的津液气血，表现出来的就是虚证。

"虚则补之，实则泻之。"儿科推拿中许多穴位是有双向调节作用的，根据操作手法的方向、力度的不同，其补泻作用也不同。比如六腑穴可以泻高热、祛实邪，三关穴则具有补虚的作用。

而阴阳是事物对立的两个方面，人体的气血、津液、功能活动都能划分为阴阳，疾病的性质、表现根据其特点也可以划分为阴阳，比如虚证属阴，实证属阳。《黄帝内经》中说过："阴平阳秘，精神乃治；阴阳离决，精气乃绝。"因此健康的孩子体内阴阳处于一个动态的平衡状态，阴阳既相互克制，又互为根本。如果这个平衡状态被打破了，孩子就会生病。小儿推拿可以在穴位或经络上采用不同的补泻手法，调节体内脏腑气血及功能的状态，从而平衡一身的阴阳。

也就是说，小儿推拿不能简单理解为哪疼按哪，它起作用的关键是可以纠正人体失衡的气血、阴阳，恢复身体正常的状态。小儿推拿不仅对治疗疾病有作用，因其能纠正失衡、保持身体的稳态，从而增强体质，减少发病机会，还可以起到预防保健的作用。

·小儿推拿手法，你选对了吗

小儿推拿中最基础的要素莫过于手法，只有保证适宜的手法、力度、作用面积等，才能有效发挥它的作用。举个简单的例子，经常有人因为腰肌劳损而腰痛，此时就会找人来帮自己按摩，以期望缓解疼痛，但有时候效果却适得其反，腰痛反而加重了。这可能是因为在按摩过程中用力过大，对皮下组织产生了强烈刺激，导致了急性的肌筋膜发炎。

大人尚且会因为手法力度过大而受伤，我们的孩子皮肤娇嫩、脆弱，更要注意推拿的手法。因此，我下面为大家介绍几种常用的、容易掌握的基础手法。

一是推法。推法分为直推法和旋推法。直推法是用拇指螺纹面在穴位上做直线推动，或者用拇指侧面的骨节操作亦可；旋推法是用拇指螺纹面在穴位上按顺时针方向做旋转推动。从对两种方法的描述中可以看出两者的不同：直推做的是直线运动，旋推做的是环旋运动。由此亦可以推断，直推作用的穴位是线状的，而旋推作用的穴位是面状的。因此家长要根据穴位的不同选取适宜的手法。此外，推法还有一个突出的特点，其操作的方向与补泻作用有关。

二是揉法。我们最常用到的揉法是指揉法，即用指端在穴位上环旋揉动，这种手法适用于点状穴位。而当我们要推拿的面积很大时，比如腹部，指揉法则不适用，这时候可以用掌揉法或者鱼际揉法，即用手掌面或者大鱼际在腹部进行环旋揉动。操作时注意力要吸附在作用部位上，并带动深部组织。

三是摩法。摩法常用于腹部，又叫作摩腹，即用手掌面在腹部做环形、有节律的抚摩。摩腹时力量宜轻、不宜重，速度要缓不宜急。但也不可用力过轻，否则就是抚法。摩法操作的轨迹及作用部位与掌揉腹部相同，两者均要求力度应达胃肠。两者的区别在于摩法的力度轻，揉法的力度相比摩法重。

四是擦法。即用拇指侧面的骨节或者示指、中指的螺纹面在皮肤上来回摩擦。擦法的作用层次是由浅至深的，操作过程中家长操作的手与孩子的皮肤之间会产生热，且热力从孩子皮肤由浅至深透达到深层，这种现象叫作"透热"，可以起到温通经络的作用，因此能治疗寒性疾病。

五是运法。运法操作和推法类似，区别在于推法是在一个穴位上进行操作，而运法是用拇指或者示指、中指指端在"一定穴位"上"由此到彼"做弧形的推动。

单从概念上比较难理解，我拿一个穴位作为例子——"运土入水"。孩子拇指的掌指关节下，我们称之为"土"，而小指的掌指关节下，我们称之为"水"。操作时，家长用拇指从孩子的拇指根沿腕横纹推运向小指根，这种手法就叫作"运土入水"。运土入水的含义正如其名，意思就是将土填在泛滥的水里，以达到治水的目的，因此运土入水对于脾胃虚弱引起的拉肚子效果显著。

我们可以推理扩展，如果孩子便秘，就意味着"水"不够，治疗应该"运水入土"。其操作方式和运土入水相反，即用拇指从孩子的小指根沿腕横纹推运向拇指根。

上述五种手法，它们的特点是手法都比较轻，能被孩子接受，而且相对来说不会轻易导致孩子受伤。听了我在本节开头举的例子，或许会有家长认为孩子身体脆弱，不能给孩子用重手法，但其实重手法用好了也是可以治病的。我再为家长介绍两种可以治病的重手法。

其一是掐法。比如我们生活中都知道的"掐人中"，就是用家长的拇指指端掐按人中穴。掐法可以疏通经络，常用于急救、止痛等。掐法的力度大，对孩子的刺激量也大，家长操作的时候必须用力稳、准，避免刺破孩子的皮肤。

其二是捏法。捏法在生活中也经常能见到，比如"捏脊"。具体操作方法我们在捏脊的章节中另作介绍。捏法作用层次在皮下，可以调节脏腑的生理功能，尤其是对胃肠功能的调整，是一种十分有用的保健方式。

由上可见，不同的手法功能有所不同，家长在给孩子做小儿推拿时首先要选好适合的手法，这样才会事半功倍。

·推推手部"五经"，保健功效好

因为孩子的生理特点，使得其身体有三不足——脾常不足、肺常不足、肾常不足，两有余——心常有余、肝常有余。因此，当家长想要为孩子保健时，应该调整脏腑的功能，纠正其两有余、三不足的状态，让孩子体内的阴阳、气血、津液能够平衡，孩子就能健康。那么如何通过小儿推拿来调五脏六腑呢？

　　小儿推拿中的关注穴位有别于成人。在孩子的手上有五个穴位，叫作"五经"，对应孩子的五脏，是小儿推拿体系中的特定穴位。五经指的是肝经、心经、脾经、肺经、肾经，分别在五个手指上。我教给家长一个简单的记忆方法：握拳，将拇指握于中指和无名指之间，这样的状态下，五指排列顺序是示指、中指、拇指、无名指、小指，分别对应的是肝经、心经、脾经、肺经、肾经。

　　肝经在示指的螺纹面上。根据操作的方向不同，补泻作用亦不同。在示指螺纹面上顺时针旋推为补，我们叫作补肝经。从指尖向指根方向直推为清，我们叫作清肝经。需要注意的是，孩子肝常有余，因此肝经宜清、不宜补，否则可能会引动肝火。

　　清肝经可以帮助孩子调整肝有余的状态，还能治疗因肝火旺导致的口苦、咽干、目赤、惊风等疾病。若孩子肝血虚想要补肝血，不能直接补肝经，否则补益失当反而会妄动肝火，这时可根据"虚则补其母"的原则，补肝经的"母经"——肾经来代替补肝经。

　　心经在中指的螺纹面上。在中指螺纹面上顺时针旋推为补心经，从中指指尖向指根方向直推为清心经。孩子的心也是常有余的，因此心经亦是宜清、不宜补。清心经可以治疗因心火旺导致的五心烦热、心烦、口舌生疮、小便不畅、高热神昏等。而当心血不足想要补心经时，不能直接推补心经，而是用补心经的表里经——小肠经来代替；或者在补心经之后再加清心经，这种方式我们叫作"清补"。

　　脾经在拇指的螺纹面上。清脾经和清肝经、清心经一样，即从拇指指尖向指根方向直推。而补脾经的操作方式有两种，其中一种与肝经、心经一致，顺时针旋推即可；或者还可以将孩子的拇指弯曲，然后在拇指的侧面骨节突出处推向掌根方向，这也是补脾经的方式。补脾经可以治疗因脾胃虚弱导致的疾病，比如腹泻、食欲不振等；而清脾经多用于脾胃湿热而引起的疾病，比如黄疸。

肺经在无名指末节的螺纹面上。在无名指螺纹面上顺时针旋推为补肺经，从无名指指尖向指根方向直推为清肺经。临床上补肺经与补脾经常常一起操作，适用于体虚易出汗，容易感冒、咳嗽的孩子。

肾经在小指末节的螺纹面上。在小指螺纹面上顺时针旋推为补肾经，从小指指尖向指根方向直推为清肾经。补肾经可以治疗久病体弱、先天不足、尿床等；而在临床上肾经不宜泻，因此清肾经一般不用。若肾虚火旺，想要清虚火，不能直接去清肾经，可以用清后溪代替。

孩子大便不正常的情况非常多见，我再介绍两个与此相关的穴位——大肠、小肠，这两个穴位都是线性的。

大肠是在示指靠近拇指的一侧，从指尖到虎口的一条线；而小肠在小指的外侧，指尖到指根的一条线。这两个穴位的补泻与五经的补泻是正好相反的。在五经中，旋推为补，从指尖推向指根为清；而大肠、小肠两个穴位却是以指尖推向指根为补，以指根推向指尖为清。对大小肠穴位的清补可治疗大小便的失常。

孩子的五脏、大小肠，在手上都有对应的效应点，家长可根据孩子平时的虚实状态为孩子选用合适的五经穴位及补泻手法，从而调节体内的气血、阴阳平衡，调理脏腑的有余、不足，最终达到为孩子保健的目的。

·早上捏捏脊，好处实在多

捏脊属于小儿推拿手法，可以说是其中最广为人知的一种，很多家长都会自行在家给孩子捏捏脊来保健。它的广泛应用也在一定程度上反映出捏脊强身健体的有效性。

捏脊指的是捏尾骨底端到颈部大椎这一段的皮肤，不仅包括背部中间的督脉，还包括脊柱两侧的膀胱经。它可以很好地调节脏腑的生理功能，尤其是胃肠道的功能，帮助胃肠道消化吸收；捏脊对失眠也有一定的效果；同时捏脊还能提高人体的免疫力，起到养生保健的作用。

督脉是手三阳经和足三阳经的交会之处，又被称为"阳脉之海"，可以说督脉统领诸阳经，统帅一身上下的阳气；而膀胱经为全身面积最大的经脉，位于背部，是人体的藩篱，属太阳，为阳气旺盛之处。捏脊可以激发督脉、膀胱经的经气，振奋阳气，温阳散寒。而阳与阴比，主动，也就是说孩子的活动、体内脏腑的功能活动、气血津液的流动、精神的振奋都归阳管，所以经常给孩子捏捏脊，可以调动身体的阳气。阳气"动"起来了，身体才能健康、不生病。

我曾在门诊对家长做了个简单的调查，发现很多家长知道并会在家给孩子捏脊来保健身体，但往往不得其法，不知道手法深层的含义，不明白手法对捏脊的效果有着决定性作用。《推拿代药赋》中说过："用推即是用药，何可乱推。"因此，家长需理清捏脊操作的手法。

捏脊的基本操作为：家长两手放于孩子的背部，拇指横抵住皮肤，示指、中指弯曲，放于拇指前方的皮肤上，并和拇指配合捏住皮肤，两手边捏边自下而上沿直线交替前进。一般捏3~5遍，最后一遍时捏3下，将皮肤向上提一下，这叫作"捏三提一法"，可以加大刺激量，提高效果。

那么该如何控制捏脊的力度与强度呢？就比如有的家长力气大，用力不自觉变大；有的家长力气小，捏皮肤的力也较小。当我嘱咐家长回家给孩子捏捏脊时，家长往往会问及一个问题——该用多大力？

事实上，捏脊手法的强度对捏脊效果的产生是有影响的。重手法即力度较大、操作时间较长、捏皮较深的手法，对阳气的激发作用很强，它的作用采取中药的性味来表示，就是能够"大热""泻寒"，对寒邪侵袭人体有治疗作用。比如感受寒邪或者暴吃冷饮而引起的突发性肚子疼痛属于实寒证，这时就可以用重手法捏脊来帮助缓解。

而当阳气虚、阳气不足而虚寒的时候，应该用轻手法鼓动阳气。轻手法指的是力度轻、操作时间短、捏皮较浅的手法。它的作用采取中药相类比，性质偏温，可以助火，治疗阳气虚弱引起的疾病。

中医学有个饱经劳动人民智慧和经验总结的理论，即"壮火食气、少火生气"。也就是说，当阳气虚弱的时候，一味地大补阳气反而会加重气的消耗；而小火生气，才可以调动阳气运行，激发生命活动的动力，不断生化气血津液等营养物质，增强人体的正气。因此，当孩子阳气不足的时候，不能用重手法捏脊以耗气，而应该用轻柔的手法激发阳气。

给孩子捏脊要注意时机，最好在早上进行。一年分为四季，一天也分为四个阶段，其中白天属阳，晚上属阴。白天和晚上又各划分为两个阶段：从早上太阳出来到中午太阳正旺盛之时，属于阳中之阳；中午太阳旺盛到黄昏太阳下落时，属阳中之阴；从太阳下落、天色变黑到半夜鸡鸣之时属于阴中之阴，此阶段阴气最盛；从半夜鸡鸣到早上太阳升起之时，属于阴中之阳。我强调在早上捏脊，是因为这是从阳气增多到阳气最旺盛的阶段，阳气处于一个升发的状态，这时候捏脊可以顺应阳气变化之势，更容易激发孩子身体内的阳气，捏脊的效果更佳。

而对于人体来说，"阳出于阴则悟，阳入于阴则寐"。这句话意思是指，白天的时候阳气会释放到身体的表面，进而睁眼进行一天的活动；晚上的时候阳气敛藏在体内，进而闭眼，才能有好的睡眠。因此当家长在早上给孩子捏脊时，可以激发孩子身体的阳气，使阳气散发于体表，不仅能唤醒孩子，还能让孩子在白天时保持有精神的状态。

捏脊适用的人群主要为阳气不足或感受寒邪者，这也正与孩子的生理特点相对应。但如果孩子为阳热炽盛体质或者孩子生病的性质明显是热邪，比如惊风、抽搐等，捏脊就不适合用了，可以换一种方式，用示、中指从上往下直推脊柱，这叫作"推脊"，是泻法，可以治疗实证、热证。

当然，背部不单只能做捏脊，还有其他小儿推拿特效穴位可以选用。比如天柱骨，指的是脖子后部后发际线正中到大椎的一条线，操作时用拇指或者示指、中指并拢由上向下推，可以治疗外感引起的发热、颈项僵硬。

七节骨是指第4腰椎到尾椎的一条线，用拇指外侧骨节自下而上直推为推上七节骨，是补法，可以治疗虚证的拉肚子；用示指、中指从上往下直推为推下七节骨，是泻法，可以治疗实证的便秘。而且推七节骨还可以治疗临近部位的疾病，比如肛门病或者孩子尿床。

龟尾指的是尾骨的骨端，常常用拇指点揉，又叫揉龟尾。治疗疾病范围与推七节骨类似。

上面我已经介绍了背部的小儿推拿手法，家长可根据孩子的身体情况，为孩子选择适宜的保健方式。

·小儿推拿如何治感冒

孩子的肺、脾常不足，抵抗外邪能力不够，且容易被饮食所伤，所以家长如果平常有过观察，会发现有两种病在孩子中最为常见，一是外感病，二是饮食肠胃病。这两种病除了药膳治疗外，小儿推拿的效果非常好。

外感病就是感受外界的风、寒、暑、湿、燥、火六种邪气而引起的疾病，比如最常见的感冒。孩子感冒的治疗以疏散外邪为主，小儿推拿有个基础配伍，即开天门、推坎宫、揉太阳、揉耳后高骨。

开天门又叫推攒竹。攒竹和我们大人身上的攒竹穴是同一个名字，但位置有所不同，成人的攒竹在眉头的凹陷中，而孩子的攒竹是一条线，是两眉头连线的中点到前发际中点的连线。操作时用两拇指从下往上交替直推。

坎宫是在眉头沿着眉毛到眉尾末梢的一条线。操作时用两拇指外侧的骨节从眉头向眉尾末梢推，到眉尾处有个凹陷，推到此处时顺便点揉此穴位，可以加强疗效。

太阳在眉尾末梢凹陷与眼外角连线的中点向外1寸的位置。耳后高骨在耳后乳突下方的凹陷处，操作时用拇指指端揉即可。这四个穴位都可以疏风散邪，治疗外感引起的发热、头痛、精神萎靡，还能治疗小儿惊悸。

孩子感冒有风热感冒和风寒感冒之分。风热感冒是感受了风热之邪导致的，应该疏风散热，用药应该用性质寒凉的，推拿应该选取具有泄热作用的穴位及手法；风寒感冒是感受了风寒邪气导致的，应该解表散寒，汤药选择具有辛温之性味的中药，推拿应选择具有散寒作用的穴位及手法。

具有散热作用的穴位有天河水、六腑。天河水治疗表热为主，适合风热感冒；而六腑治疗高热、实热、里热为主，一般用于孩子体内有热邪、实邪的疾病。

天河水在前臂的正中，腕横纹中点到肘横纹中点的一条线，它除了治疗外感发热这种表热外，还能治疗虚热，如潮热、内热、烦躁、口渴等。操作方法是用示指、中指从腕部推向肘部，又叫清天河水。

六腑与天河水作用相似，可以治疗一切高热、实热、里热，泄热作用更强。它的位置在前臂的内侧，阴池到肘的一条线。操作方向一定要注意与清天河水相反，是用示指、中指从肘推向腕，这叫作退六腑。

具有散寒作用的穴位为一窝风和外劳宫。一窝风在手背腕横纹正中的凹陷处，外劳宫在手背与内劳宫相对的位置，用指端揉一窝风和外劳宫，不仅可以治疗风寒感冒，还能治疗因受寒或吃寒凉食物引起的腹痛腹泻。除了揉法之外，还可以使用掐法，可以加大刺激强度，加强疗效，但注意掐法属于重刺激，操作时间不宜长。家长可以在掐法之后再用轻柔的揉法缓解掐法的疼痛，并延长疗效持续时间。

孩子感冒属于外界邪气犯肌表，正邪在体表交争，此时只要我们给邪出路，让孩子发汗，就能让邪气随汗而出。二扇门正是起到了这个作用，可以发汗解表，能够治疗感冒时身热无汗的症状。它的位置在手背部中指的掌指关节两侧凹陷中，操作方法是用指端揉或者掐。

而对于长期感冒不好或者感冒反复发作的身体虚弱的孩子，推三关是一个好的选择。三关是前臂上腕部阳池到肘部曲池的一条线，用示指、中指螺纹面从腕部推向肘部，可以治疗气血虚弱、病后体弱、风寒感冒兼体虚等一切虚寒性的疾病。

由上可见，推拿如用药，家长要根据孩子的体质及疾病特点来选取适合的穴位及手法，同样要有辨证思维，不能学了一个手法之后就盲目用于给孩子治疗疾病或保健。假如孩子是阳虚体质，家长却反复给孩子推拿具有极强泄热功效的六腑，便会使孩子阳气更虚；反之，若孩子是风热感冒，流黄涕、口干咽燥，却给孩子使用了具有补益作用的三关，热邪无法去除，便也无益于身体的康复。

· 小儿推拿如何治疗脾胃病

脾胃病是孩子容易患的另一大类疾病。孩子脾常不足，兼常常乳食不节，或过食肥甘生冷，脾胃容易受到伤害，导致脾胃功能失常，脾运化不利，胃降气失司，从而引发各种各样的脾胃病。尤其在过节前后，孩子最容易吃坏肚子，家长可以为孩子做推拿治疗，免于去医院就诊的不便。

推拿治疗小儿脾胃病和治疗其他疾病一样，也需辨证治疗，要根据孩子生病的特点来施以推拿。孩子脾胃病大概分为这么几种：饮积食滞、脾胃寒湿、脾胃湿热、脾胃虚弱。

饮积食滞导致的脾胃病应以行滞消食为主，兼顾健脾和胃，所以主方选取揉板门、运内八卦、揉天枢穴以消食滞；配以补脾经、摩腹、揉中脘来健运脾胃；若饮积食滞兼有便秘，可以推下七节骨；若饮积食滞伴拉肚子，配推上七节骨、揉龟尾。

板门在手掌面大鱼际处，操作时可以揉板门或者推板门。推板门可以消食化积，擅长治疗体内积滞停留引起的腹胀、食欲不振、呕吐、腹泻等。

内八卦在手掌面，以掌心为圆心，再从圆心到中指根与手掌交接的横纹处画直线，其直线的2/3为半径画圆，这个圆就是内八卦。操作时顺时针方向推运，可以通调上、中、下三焦的气机，治疗气机不通导致的咳嗽痰喘、胸闷腹胀等。

若孩子积食日久，脾胃更伤，会发展成为积证，可以选用治疗疳积的特效穴——四横纹，掐四横纹或者在四横纹用消毒针点刺挤出液体均可，还可配合足三里调和气血、健脾消积。

四横纹在手掌面，示指、中指、无名指、小指的距离手掌最近的指间横纹处。操作时可以用手指端掐揉此处；也可以将孩子的四指并拢，从示指的横纹处推向小指的横纹处。点刺四横纹是治疗小儿疳积的经验之法，同时也可以治疗消化不良引起的腹胀、腹痛。

脾胃寒湿导致的脾胃病应以温中、散寒、化湿为主，所以主方选择推三关、揉外劳宫，配补脾经、摩腹来健脾化湿。脾胃寒湿的孩子常伴拉肚子，因此可以配伍补大肠、推上七节骨、揉龟尾。推三关可以治疗一切虚寒性疾病，具有温阳散寒之功，外劳宫也可以祛除寒邪，治疗寒湿邪气引起的腹痛、腹泻。

脾胃湿热而导致的脾胃病应以清热利湿为主，所以主方选择退六腑、清脾经。但脾本质上是不足的，所以不能清脾经太过，应该清补脾经，即清脾经和补脾经结合操作，既能健脾，助脾运化，又能除脾胃湿热。而脾胃湿热导致的拉肚子，和脾胃湿寒不同，味道多是臭秽的，容易粘便池，所以应该清大肠经以除肠中之湿热，还可以清小肠经清热利尿，使湿热随尿液而出，以此代替进入大便的湿热，这叫作"利小便而实大便"。同样也可以配合推上七节骨、揉龟尾来加强止泻之功。

因脾胃虚弱而导致的脾胃病，其治疗的重点是补益脾胃，可以补脾经、推三关、摩腹、揉脐、捏脊来温阳补中、补益气血；运内八卦、揉外劳宫也有温阳助运的功效，并且能加强主方的疗效。若脾胃虚弱而引起拉肚子，可配合补大肠、推上七节骨、揉龟尾。

给孩子做保健时，同样是以健脾和胃为主，可以帮助孩子增进食欲，增加体内消化、吸收的能力，进而使身体更强壮，并预防疾病的发生。具体手法是：补脾经、摩腹、揉脐、揉足三里、捏脊。

其实家长给孩子治病的关键不是推拿手法多么高超、药多么灵，而是对孩子疾病的辨证是否正确。如果辨证不对，采取了相悖的治疗方式，那岂不是犹如"雪上加霜""火上浇油"？因此，希望家长给孩子治病时重视辨证思考。辨证对了，不拘泥于用什么方式，均可治疗孩子的疾病。

·小儿推拿需要注意什么

通过辨证将推拿穴位及手法选取完成之后，对于推拿的力度、次数及频率，不少家长存有疑惑，不知道对于不同证型的疾病推拿手法应该如何变化。其实，推拿的手法受很多因素影响，包括疾病的证型、生病时间的长短和孩子的年龄。

首先要根据疾病的类型选择适合的推拿手法。如果疾病为外感邪气引起，应该发汗解表、开泄腠理，让邪随汗而出，治疗采用汗法，可揉二扇门、一窝风。如果体内有积滞，应该消除积滞，可以用下法，比如退六腑、运内八卦、掐四横纹。如果病属阴寒之性，应采用温法，比如推三关、揉外劳宫。如果体内热邪旺盛，应当清热存津，可采取清法，比如清天河水、退六腑。若孩子身体虚弱、气血不足，应采取补法，比如补脾经、补肺经、推三关等。

还可根据疾病的标本缓急来选择穴位及手法。一般新病属标，久病或者反复发作者属本。久病及反复发作的孩子正气必虚，因此可采用补法。而急性发作或者慢性疾病的急性发作属标，治疗时要先治标。

比如孩子长期脾虚，突然因为积食而上吐下泻，此时治疗的重点不是补脾，而是消食化积，缓解当务之急。

如果标本并见，而标势不急迫，则可采取标本同治的方法。比如孩子正气虚弱，但感受外邪发为高热，则补脾经、清天河水并用，扶正祛邪兼顾，属于标本同治。

病轻的孩子，推拿操作时间一般较短，用力应轻，速度应缓，可以每天推拿1次或隔天推拿1次；病重的孩子，操作时间宜长，用力要重，速度要快，每天应根据具体情况推拿2～4次。

关于每次穴位操作的时间问题，一般新生儿患者，皮肤很娇嫩，每个穴位操作时间在半分钟到1分钟即可；稍大一点的孩子，可以延长至1～3分钟；1岁以上的孩子，每个穴位操作时间在2～5分钟左右；大于3岁的孩子，时间可稍加延长。在实际操作的过程中，可根据病情适当用力，或者延长推拿时间，以增加疗效。但刚开始给孩子做推拿的家长，对手法的轻重把握不准，在选择穴位上可能也有少许偏差，因此不建议家长操作时间超过3分钟，频率不宜过快，每分钟100～200次即可，且用力不宜过大。

有人认为推拿是一种温和的治疗手段，不会有伤害到人体的危险，这样的想法是不正确的。任何事物都有它的两面性，家长要谨记：不当的推拿方式会带来危害，在给孩子推拿治疗的同时也要保护好孩子。比如在孩子腰部进行推拿时，家长如果用力太大，可能会造成急性的筋膜炎。再比如颈动脉窦处有压力感受器，如果给孩子按摩此处且手法较重，会引起心跳反射性减慢，血压下降，血液供应不上来，可能导致孩子晕厥。

推拿要把握好一个度。《医宗金鉴》中说过："法之所施，使患者不知其苦，方称为手法也。"这句话告诉我们两个道理，一是推拿的目的是为了减轻疾病带来的痛苦；二是告诉家长，在使用手法的过程中，手法要均匀柔和而沉稳有力，不可生硬粗暴或者使用蛮力而让孩子感到痛苦。因此，平常家长用推拿给孩子保健或者治病时，要尽量保证手法的规范化、标准化，将几种基础的手法掌握好，手法在精，不在繁，莫要追求手法的复杂性而舍本逐末。

·经常拍拍经络，孩子精神好，长得高

孩子经常会出现营养不良、容易生病、长不高等问题，这实际上是孩子体内微环境失衡，没有顺应孩子生长发育的结果，所以想要给孩子保健或治疗疾病，最根本的还是要改变体内的微环境。什么样的保健手段可以作用于体内呢？什么可以将体表和体内的组织、脏器连接在一起呢？它就是经络。因此，家长可以经常给孩子拍拍经络，让经络这个连接人体内外的桥梁更加通畅，这样有益于孩子的健康成长。

经络是我们身体的调控系统之一，它可以沟通体表和脏腑，联系全身上下，并将气血运输到全身以供应能量。它的作用简单来说包括四个方面。

经络贯穿全身上下，将人体的五脏六腑、四肢、五官、皮肤肌肉等器官、组织都联系在了一起，使人形成了一个统一的整体。也就是说，

当孩子身体某一部分出现问题时，不要着急处理局部，可能是其他部分的疾病影响的。比如孩子感冒之后食欲不振很常见，但有的家长看到孩子不想吃饭，就可能误以为孩子是消化不良，从而用治疗胃病的方式给孩子治疗疾病。

经络可以运行气血、调整阴阳。《难经》中有这样一句话："经脉者，行血气，通阴阳，以荣于身者也。"当我们进食后，食物进入胃，由脾转化为气血，气血中有人体生长发育所必需的营养成分，所以气血应该输布全身，而气血的运输与布散是靠经络完成的。

经络还可以抵御外邪，且受到外邪攻击时，经络能够反映病症。如果经络之气强盛，就能起到卫外的作用，邪气就不能通过经脉内传至脏腑。如果经络之气虚弱，抵挡外邪的能力下降，不能驱除外邪，邪气就会留恋于经络，内传于脏腑。因为经络可以沟通内外，所以当内部的脏腑有问题时，可能会通过经络在体表特定部分表现出来，呈现出压痛、结节、凹陷、血管充血等现象。

经络在治疗上也可起到至关重要的作用。通过针灸、按摩等刺激，经络可以传导刺激信号、调整体内的虚实状态。而且经络具有双向作用，比如天枢穴，在拉肚子时针刺这个穴位可以止泻，在便秘的时候针刺此穴位可以通便。

经络包括经脉和络脉，其中经脉为经络的主体部分，经脉又包括十二经脉、经别、经筋和奇经八脉等。在这里我主要介绍人体的十四正经，也就是十二经脉加上任督二脉。

经脉及其分支分布在全身各个部位，具有一定的规律性。任脉位于躯干前面的正中位置，督脉位于身体后面的正中位置。根据中医经络理论，脏为阴，腑为阳；内为阴，外为阳。属于脏的经脉，都分布在四肢的内侧，叫做阴经，包括：心经、肺经、心包经、脾经、肝经、肾经；属于腑的经脉都分布在四肢的外侧，叫做阳经，包括大肠经、小肠经、三焦经、胃经、胆经、膀胱经。

经脉在人体的头面、四肢、胸腹部相互衔接，构成一个闭合的系统，它使气血在这个闭合的圆环内川流不息地运行，保证了气血的循环流动。总的来说，经脉的运行是有方向且有规律可循的。手三阴经循行是从人体的胸腹部走向手指末端，手三阳经循行从人体的手指末端走向头面部，足三阳经循行从头面部走向足部，足三阴经从足部走向胸腹部。

家长在给孩子拍经络时，要做到有的放矢，沿着经脉的循行走向来拍3~5次，力度不可过大，手法从轻到重，由体表浅层渐渐作用到深层，做到循序渐进。这样可以促进经络中气血的运行，使经络通畅，从而改善孩子身体的内分泌功能，调整机体的内环境稳态，提高孩子抗病的能力，达到防治疾病的目的。

·常按这些穴位，保健又治病

经脉上分布的穴位可以治疗经脉循行所过之处以及其相连组织、器官的疾病，因此按摩或针灸穴位能够起到调节内环境的作用，从而达到保健或治病的目的。

手三阴经经过胸腹，可以治疗胸部疾病；手三阳经经过颈项头面，可以治疗眼病、咽喉病及热病，其中，大肠经被称为"齿脉"，可以治疗与牙齿相关的疾病，小肠经被称为"肩脉"，可以治疗颈肩部的不适，三焦经被称为"耳脉"，可以治疗与耳朵相关的疾病。

足三阳经也经过头面部，不仅可以治疗头面五官病，还可以治疗精神异常的神志病；足三阴经经过腹腔及前后阴部，可以治疗脾胃病、妇科病及前后阴病。

任脉是"阴脉之海"，循行于胸腹正中，总领阴经，能够调节全身阴经的气血，任脉上的穴位有补阳、强壮的作用；督脉是"阳脉之海"，总领一身之阳，能够调节阳经的气血，可以泄热，治疗热病、昏迷等，而且督脉还与脑、髓密切相关，可以治疗头面病、神志病。

除此之外，穴位可以治疗该穴位局部以及邻近部位的疾病。某些穴位还具有特殊作用，治疗某些特异性疾病，比如昏迷时可以掐人中来开窍醒神。因此，穴位可以通过近治、远治以及特殊作用起到防治疾病的作用，我在下面列举几个常用的穴位。

曲池穴——上肢第一大穴。屈肘时，它的位置在肘横纹的外侧端凹陷处。首先，曲池可以治疗其所属经脉所主的经脉病，比如上肢的疼痛、麻木等；其次，曲池是手阳明大肠经上的穴位，阳明经多气多血，易于生热，而且曲池又为大肠经的合穴，合穴为百川入海之处，经气旺盛，所以曲池有泄热的作用；曲池属于大肠经，所以还能治疗大肠病。因此当孩子身体有热、大便不正常或者有上肢疼痛、麻木时，可以选择曲池穴推拿或针刺治疗。

足三里穴——四大补穴之一。它的位置在小腿外侧，胫骨前肌上，犊鼻下3寸（同身寸）。足三里是足阳明胃经上的穴位，又是胃的下合穴，因此可以治疗胃部的疾病；阳明经多气多血，因此足三里具有调理气血的功能；足三里为足阳明胃经的合穴，"合主逆气而泄"，也就是指足三里可以降逆胃气，而胃的生理特点就是主降，因此足三里的降气作用正好与胃的特性相吻合，"顺其性为补"，所以足三里对胃具有补益作用。

有句老话至今仍被视为金玉良言："要想身体安，三里常不干。"这句话的意思是常常艾灸足三里，就能让身体强健，长命百岁。"常不干"专指一种灸法，叫作化脓灸，即直接将艾绒或者小艾炷放在人体的皮肤上点燃，然后让艾灸局部化脓，这种灸法补益、强壮功能很强。但在日常生活中，为了防止感染，家长不要给孩子化脓灸，普通艾灸也可以达到健运脾胃、扶正固本的功效。

家长可以为脾胃虚弱、不足的孩子艾灸足三里，健运脾胃以预防疾病。如果孩子身体健康时，无需通过艾灸足三里来养生，因为前面我们讲过，足三里是降胃气的，它的性质属降，而我们人体在30岁之前身体的状态是生生不息的，气机整体是属于升的，艾灸足三里反而在降气，引血下行，气血不能濡养头目，可能会有头目眩晕的表现。因此建议30岁以前的健康人不必艾灸足三里来养生。

中脘穴——治疗胃病的要穴。它的位置在躯干前正中线，脐上4寸（同身寸）处。中脘是脾的募穴，又是腑会，能够疏通中焦的气机，补益中气，可以治疗一切腑病，尤其是胃的疾病。胃与其他脏腑、经脉密切相关。胃经属胃络脾，脾经属脾络胃，而且脾胃作为后天之本，气血生化之源，为五脏六腑提供能量。同时，中脘又是手太阳小肠经、手少阳三焦经、足阳明胃经与任脉交会的穴位，因此中脘穴可以通过补中气、通调中焦、行滞和胃来调节五脏六腑。

当孩子胃不舒服时，或者因为胃气失降而导致失眠、心悸、打嗝、大便不正常等，均可揉中脘来治疗。甚至是孩子吃得太撑时，按揉中脘也可以帮助消化。

关元穴——四大补穴之一。它的位置在躯干前正中线，脐下3寸处。任脉有补益、强壮、固阳的功效，关元作为任脉上的要穴，是一身元气所在之处，培补元气的功效很强。

关元是小肠的募穴，可以治疗小肠的疾病。小肠的功能与脾胃、肾有关，既可以帮助脾胃运化水谷，又能泌别清浊，因此关元可以补脾阳、强壮脾胃、益真元、养肾气。而心又与小肠相表里，艾灸关元可以培补小肠之阳以壮心阳，能够预防心脏疾病。此外，关元还是足三阴经与任脉的交会穴，足三阴经可以治疗妇科病，任脉起于胞中，也就是子宫，所以关元还是治疗妇科的要穴。总结一下，关元既可以作为保健要穴，同时还能治疗青春期女生的月经不调或痛经等。

不仅这四个穴位，人身体上的穴位对身体都有调节作用，我列举这四个穴位的目的不是为了告诉家长它们多么有用，看到孩子有疾病或者想要保健时赶紧拿来使用，而是为了帮助家长拓展思维，更进一步地理解中医，学会应用中医这个有用的工具。

·温和灸，帮孩子扶正气

我们总讲针灸，其实针灸是针刺和灸法的合称，都属于中医外治法，可以用于防治疾病。但针刺技术要求高，且孩子对针有恐惧心理，所以家长想要在家给孩子做保健的话，不建议使用针刺，而可以尝试灸法。

灸法是将艾绒或以药物为主的材料，点燃后将之放于穴位或病变的部位，利用它的温热刺激，将药物作用传至身体内部，以此来达到保健和治病的目的。在《扁鹊心书》中有"保命之法，灼艾第一，丹药第二，附子第三"这样的话，体现了艾灸在养生保健中的地位。

艾灸指的是以艾绒为材料的灸法。《本草备要》中对艾叶的描述是这样的："苦辛，生温，熟热，纯阳之性，能回垂绝之元阳，通十二经，走三阴，理气血，逐寒温，暖子宫，止诸血，温中开郁，调经安胎……以之灸火，能透诸经而治百病。"可见艾灸适用范围十分广泛，不仅可以温通经脉、行气活血、培补元气，还能健脾益胃、补益后天，还可以升举阳气、扶正祛邪，可用于预防、治疗很多慢性疾病。尤其在儿童时期，是保健灸介入的适宜年龄阶段，可用于防治小儿消化不良、腹泻、积食、生长发育迟缓等疾病，还能改善身体功能，提高孩子的免疫力。

艾灸和药膳、推拿、针刺一样，要在中医理论指导下进行，应遵循以下普遍原则。首先，艾灸的顺序要先上后下，先阳后阴。其次，艾灸要根据孩子的体质差异进行施灸。再次，艾灸的灸量要根据部位、不同体质的孩子有所不同，体质差的灸量大，体质强一些的灸量小；在身体腰背、腹部、肌肉丰厚、面积大的部位，灸量可适量大一些，在手臂、四肢处则不宜灸太多；头面五官部最好不要灸。最后，还要注意艾灸的补泻手法：艾灸的补泻可通过吹火、按压穴位来实现，这在《黄帝内经》中有记载："以火补者，毋吹其火，须自灭也。以火泻者，疾吹其火，传其艾，须其火灭也。"意思是在结束艾灸时，等火自己熄灭，同时用手指按压穴位，为补法；而艾灸时用口急吹，使艾条迅速燃烧，快燃快灭，灸完不按压穴位，为泻法。

常用于艾灸养生的穴位有足三里、气海、关元、膏肓四穴，俗称人身的"四大强壮穴"。我以膏肓、气海为例，为大家介绍两种艾灸方式的具体操作。

膏肓穴在背部第4胸椎棘突下旁开3寸的位置，属于足太阳膀胱经，有补虚益气、宣调肺脏的功效，灸后可振奋阳气，是孩子保健的要穴。《扁鹊神应针灸玉龙经》中有过记载："虚羸有穴是膏肓，此法从来要度量。禁穴不针宜灼艾，灸之千壮亦无妨。"

操作方法是，将艾炷点燃，放在穴位的正上方距离皮肤3厘米左右的位置。因为孩子对温度的敏感性还比较差，因此家长可以将示指、中指放在膏肓穴的两侧，这样可以通过家长的手指来测量孩子膏肓处受热的程度，以此来调节施灸的距离。一般艾灸时间为10～15分钟，以皮肤泛红晕、潮湿为度。若孩子体质比较虚弱，表现为经常生病、身材瘦小，这样的孩子可以每隔一天灸一次；一个月后，可以将间隔时间延长，一周灸一次。体质强壮一些的孩子一个月灸1～2次即可。

气海在躯干前正中线脐下1.5寸的位置，属于任脉，有补益强壮、培补元气、益肾固精的作用，也是保健灸的要穴。临床上气海处的灸法包括温和灸、隔姜灸、隔附子灸。其中温和灸操作方法与膏肓灸的操作相同，我主要来讲讲隔姜灸。

将新鲜的生姜切成3毫米左右的姜片，用针在姜片上扎几个小孔，然后放在气海上，把准备好的小艾炷点燃，放在姜片的中心施灸。如果孩子感到灼痛、不舒服，可以将姜片拿起来，过一小会儿再放下施灸，反复进行，时间以皮肤潮红、微潮湿为度。每次可灸5～10壮，间隔时间与膏肓灸类似。隔姜灸有温中、散寒、解表、止呕的作用，可以用于治疗孩子感冒、腹痛、泄泻等疾病。

需要注意的是，孩子的皮肤娇嫩，艾灸时间不应过长，防止伤害到孩子的皮肤。而且年龄比较小的孩子活泼好动，不能好好配合家长艾灸，所以家长在施灸的过程中一定要小心，防止烫伤孩子。

·艾灸并非治百病

随着现代人们对养生保健的重视以及养生节目的大力宣扬，很多人都知道中医"治未病"的思想，尤其操作简便、价格低廉的艾灸，更是成为了养生热点，"艾灸治百病"的说法也在民间广为流传。因此很多人会拿艾灸治疗高血压、糖尿病等慢性疾病，或者无病时艾灸进行养生保健，还有一些人会拿艾灸进行减肥、美容等。

然而伴随着全民艾灸热的，却是艾灸意外事故的发生。有些人艾灸之后会有口渴、咽干、身体燥热的上火现象，还有的艾灸过后出现了头晕、失眠等症状，甚至发生过孕妇艾灸而导致流产的大事件。这些问题的出现源于人们对"艾灸治百病"的盲目信任，归根结底，是因为人们对艾灸不够了解。同理，在孩子身上也是这样，家长不可秉持"艾灸治百病"的态度为孩子保健、治病，艾灸前一定要弄清自己的孩子适不适合艾灸。

为什么会有"艾灸治百病"的说法呢？这句话其实是在夸赞艾灸的功效：艾性辛热温通，灸则能通十二经、透诸经。艾灸绝对不是百无禁忌，如果不懂乱用，则很有可能发生伤害身体的后果。

举个例子，有个 7 岁的小孩子，平常身体还算健康，最近有点感冒，正好孩子妈妈刚看了艾灸养生的文章，于是自行给孩子艾灸治疗。结果家长看到疗效显著，当下觉得艾灸十分好用，相信了艾灸治病、养生的说法，在接下来的几天都给孩子做了艾灸。然而却发现近两天孩子开始流黄稠的鼻涕，嗓子里有痰，咳出来很困难，还有小便黄、晚上睡不踏实、嗓子眼红等其他症状，一看舌头，舌质非常红。这其实就是过灸后热盛伤阴的结果。而且孩子本就为"稚阳"之体，疾病易于热化，案例中的家长过度使用灸法，就是加快了疾病热化的趋势。

因此，家长在艾灸时应该辨证施治，明辨阴阳、表里、寒热、虚实，明确疾病的性质，分清标本，然后再进行艾灸治疗。此外，还要掌握艾灸的禁忌证。

首先，因为艾灸属于温热刺激，有温阳散寒的作用，因此热证尽量少灸，比如外感疾病入里化热等实热证，或者有阴虚内热的虚热证，脉象的表现是数疾的，就不宜使用艾灸。其次，一般空腹、过饱的状态不适合艾灸；极度虚弱者也不应艾灸。还有身体上的一些部位禁灸：头颈部、心脏、眼球部等血管丰富处不可灸；乳头、阴部也不应灸；肌肉浅薄之处，比如跟腱，不可灸。

即使是艾灸的适应证在操作时也有值得注意的地方。比如对于气虚的孩子，艾灸养生时要有节制，以适为度；还要注意给孩子补虚时缓缓图功，不能着急，而且在补阳的同时不能伤及阴液。千万不可抱着艾灸是绿色疗法的态度滥用艾灸，否则非但不能治病，还会导致病邪内攻，加重疾病。

我这里引用明代万全在《养生四要·卷五》中说的一句话："人能谨其嗜欲，节其饮食，避风寒，虽不灸丹田、三里，身自无病而常安也。否则正气一虚，邪气自攻，以灸补虚，是以油泼火也，无益而反害之。"这告诉我们一个道理，如果家长能够对孩子正确调护，引导孩子形成良好的生活习惯，饮食适宜、起居正常再加上合理的运动，不用艾灸足三里、丹田来预防保健，孩子身体也能保持健康。相反，即使家长经常给孩子艾灸保健，但孩子有嗜食肥甘厚味、贪吃生冷、喜欢熬夜、出汗后洗冷水澡等坏习惯，长期下去消耗了身体的正气，邪气还是会伤害身体的 。因此，保健手段仅仅是保持健康的辅助手段，最重要的还是通过生活、饮食习惯来调整身体，万不可主次颠倒。

第八章
这些成长的烦恼，父母不要忽视

· 孩子性早熟，千万别忽视

不经历风雨，怎么能见到彩虹？孩子的成长也是这样。随着孩子在不同生长阶段上，物质、精神需求的不同，孩子们不可避免地会有喜怒哀乐的心情变化，会有大人不知道的心理困惑，会经历不同疾病的折磨等。经历过这些"磨难"，孩子才会真正长大；但同时，当这些"磨难"给孩子造成排解不了的困扰时，就会影响孩子的身心健康，所以当孩子成长途中遇到烦恼时，父母不可忽视。

孩子的成长不光是个子长得跟大人一般高，还有性腺和第二性征的成熟，也就是我们所说的青春期，它是孩子发育成为大人的一个过渡时期，是一个必经的阶段。若这个阶段提前，孩子"成熟"过早，会给孩子的生理、心理方面带来很多危害，这就是常见的"性早熟"问题。它随着现代生活水平的提高及生活方式的改变日益严峻，发生的概率也越来越高，由于一些家长不怎么了解性早熟，或者知道性早熟但不清楚它的危害，因此没有主动、积极地给孩子治疗，进而延误了治疗时机，使得性早熟给孩子带来终生的遗憾。

因此我们需要了解什么是性早熟。这是一种生长发育性疾病，是孩子最常见的内分泌疾病之一。用通俗的话来讲，就是孩子过早出现了与年龄不相应的青春期特征，再明确一点，即女孩 8 岁以前，男孩 9 岁以前出现了第二性征，如女孩的乳房出现硬块、乳晕增大、乳房胀痛、乳房增大，阴毛、腋毛生长，骨盆增宽或者是 10 岁以前月经来潮等，男孩出现了睾丸和阴茎的增大等，而女孩出现性早熟的概率一般大于男孩。

为什么不能忽视性早熟呢？它会给孩子带来什么样的影响？

首先，性早熟会影响孩子的身高。有这样一句俗话："月经来得早，不长个儿。"这句话其实是有一定的科学依据的。当性早熟发生时，常常伴随的是身高的快速变化，这意味着骨骼的发育提前，生长周期缩短，导致骨骼闭合较早。那么骨骼生长发育的时间不够，就会导致成年后个子较一般人矮小。

其次，性早熟容易造成孩子体内内分泌失调。因为第二性征的成熟是体内激素分泌作用的结果，所以当第二性征提前发育时，体内激素不在恰当的时间分泌，就会造成内分泌失调。

除了对身体健康的影响外，性早熟对孩子心理、行为方面造成的不可逆危害也被越来越多家长重视起来。性早熟的出现导致孩子的心理年龄与身体发育不相符，会让孩子出现心理方面的困扰。一方面身体上与其他孩子不同的变化会让孩子认为自己"不合群";另一方面,其他孩子无意识的取笑会让孩子产生恐惧、自卑的心理。这些心理问题不经排解,持续累积就会让孩子分心,进而影响读书、学习,严重的还会导致心理扭曲。

我朋友家里的姑娘小时候就曾被性早熟的问题困扰过。那时小姑娘还在读小学,却在某天早晨起来发现自己"流血"了,惊恐之下不敢告诉家人,甚至在学校里怕别人发现自己的不同,不敢跟别人交流,也不敢自己上厕所,一坐就是一整天,心理压力极大,对学习成绩也产生了影响。一直到初中,大家都有月经来潮时,才知道自己"流血"是怎么回事。

所以说,性早熟对孩子造成的最大伤害就是心理问题的出现。有的时候这种心理问题表现较轻,就如案例中一样,由于它对生活带来的不便使得孩子不爱说话、影响学习,严重的甚至会有行为上的隐患。因为孩子心理年龄小,没有社会阅历以及自控力,会导致其性行为提前,甚至产生例如怀孕、性疾病发生、偏激、自残等各种社会方面的问题。

性早熟给孩子带来的危害是不容忽视的,因此,家长不仅需要及时发现、及早给孩子治疗,还要清楚其性早熟发生的原因,以便防微杜渐,及时控制性早熟,最好能够预防性早熟发生。

·孩子性早熟,很可能是吃出来的

孩子出现性早熟的原因很复杂,是自身与周围环境相互作用的结果，其中饮食及环境的变化是引起孩子性早熟的重要诱因。

饮食问题是最常见的诱因。首先是进食了含激素的食物。现在很多肉类食物中含有激素，其中一些性激素进入孩子身体后，会导致孩子性早熟。其次是饮食的可选择性变大。现在的生活条件逐渐优渥，孩子能吃的食物种类多，孩子不仅吃得营养高，还会摄入很多油炸膨化食品、大量甜食，进而导致脂肪的累积。现在很多研究证明，女孩的肥胖与乳房提前发育及月经初潮提前的关系十分密切。

此外，家长给孩子进补过多也是引起性早熟的原因之一。为了让孩子长得快、营养跟得上、头脑更聪明，家长除了给孩子吃好外，还给孩子吃很多有补益作用的保健品，殊不知这些保健品中有的含有激素，长期服用后很容易引起性早熟；而且补品过多食用还会增加孩子身体的负担，导致体内内分泌紊乱，也会增加性早熟的风险。

环境对孩子日积月累的影响也是性早熟发生的诱因之一。一是生活环境的影响，一些环境污染物经降解后会有激素样活性，并通过孩子的饮食，或者皮肤的接触等进入体内，长期影响就会诱发性早熟；二是家庭环境的影响，孩子有时看见妈妈的化妆品以后，好奇之下会使用，这样的行为家长要及时制止，因为有的化妆品会含激素成分，同时还要将家里的激素类药物放至稳妥之处，以免被孩子误服；三是社会环境的影响，随着媒体的发展、电视手机的普及，很多网络传播等跟性有关系的内容随之增多，若孩子长期耳闻目染，也会因为心理暗示从而对大脑产生刺激，进而引起身体上的变化，发生性早熟。

除了外界对孩子身体的诱导，孩子自身内部的因素也是性早熟发生的"温床"。

《黄帝内经·素问·上古天真论》对人的身体发育是这样描述的："女子七岁，肾气盛，齿更发长；二七，而天癸至，任脉通，太冲脉盛，月事以时下，故有子……"；"丈夫八岁，肾气实，发长齿更；二八，肾气盛，天癸至，精气溢泻，阴阳和，故能有子……"也就是说人的生长发育受身体天癸的调控，天癸正常，人才能保持正常的生长、发育、生殖。女孩"二七"月经来潮，男孩"二八"精气旺盛，第二性征逐渐发育成熟，这个年龄随着现代环境及人体的变化略有提前。

当天癸异常时，就会发生性早熟的问题。而天癸是来源于肾的一种父母给的先天性物质，在后天水谷精微的滋养下调节人的身体。因此，先天的不足及后天的失养都可能引起天癸的收藏与分泌失常，从而出现性早熟的问题。

肾阴不足可导致性早熟。天癸藏于肾中，与肾密切相关。肾藏精，主人的生长发育与生殖。但由于孩子特殊的体质特点，孩子的肾气常常不足，容易被各种因素伤害，进而损伤肾阴，肾阴不足，不能收敛、收藏精液，阴不足不能抑阳，肾阳旺盛，就会迫精妄行，导致天癸过早出现在身体中，进而出现生长发育、生殖的异常，引起性早熟。

肝郁化火可导致性早熟。肝属木，如木之生命旺盛，生长蓬勃迅速。肝主人体的生发之象，而孩子的肝常有余，代表肝阳充足，因此孩子能迅速生长。肝木受到肾水的滋养，当肾阴不足时，水不能养木，肝藏血、主疏泄的功能受到影响，就会引起性早熟。另外，若孩子的心理压力过大，久久不得疏解，郁积在心中，进而导致肝气郁滞，气郁化火，反过来伤及肾阴、损伤冲任，也会导致性早熟。

　　脾胃虚弱可导致性早熟。脾为后天之本，运化水谷精微，是气血生化之源，孩子脾常不足，容易被饮食所伤，导致水谷精微不化，内生痰湿，气机运转不利，就会引起很多疾病。脾还主统血，若脾虚无法统摄血液，血液妄行，也会产生月经初次来潮提前等性早熟的表现。

　　此外，某些疾病也可能导致性早熟。这种随疾病而出现的性早熟属于假性性早熟，是因为疾病使孩子体内产生了大量性激素，进而出现了第二性征的发育。常见的原因有孩子性腺肿瘤、肾上腺肿瘤等。这类疾病导致孩子的第二性征发育提前于卵巢的发育，因此孩子此时没有生殖能力，这也是假性性早熟与真性性早熟的区别之处。

　　性早熟是多个原因相互作用、相互结合的结果，非单一所致，因此家长要根据自己孩子的身体状况来判断孩子性早熟发生的原因，从而为自己的孩子选择合适的干预方式，阻止性早熟的发展。

·中医治疗性早熟有什么方法

　　随着性早熟发病率的逐年提高，家长和社会对其重视度也渐渐提高，但往往在预防和治疗性早熟方面一知半解，以至于拖延病情。因此，家长不仅需要了解性早熟发生的原因及其对青少年产生的危害，还应该针对原因及早采取有效的干预及预防手段。

　　性早熟发生的关键在于外界诱因的刺激，因此家长需要在饮食及环境方面做好相应的防御措施。

　　饮食预防。饮食问题是大多数孩子生病的主要原因，很多孩子的性早熟问题是吃出来的，因此，合理、规范的饮食十分重要。

　　孩子饮食要均衡。谷类、肉类、水果、蔬菜都要均衡摄入，以满足身体生长发育的需求。避免孩子只对某一类饮食有偏好，尤其是只爱吃肉、不爱吃蔬菜的偏好。之前有家长问我能不能给孩子吃反季节蔬菜的问题，这取决于它是否添加了催熟剂，正常温度、湿度、肥料的条件下生长的蔬菜是没有问题的。关于孩子最常见的爱吃零食的问题，家长不必严加防范，适量的健康零食可以满足孩子的身体兼心理需求；最重要的是不要让孩子吃含激素的食品。另外，还要控制好零食的量，以免孩子超重，增加患性早熟的风险。

　　孩子不宜进补太过。现在家长给孩子进补出于两方面原因：一是希望孩子长得快、变聪明，因此会给孩子买保健品；二是"科学"地补，在养生热的潮流下，家长基于孩子脾、肺、肾常常不足的生理特点而补。虽说出发点是好的，但进补太过就容易引发性早熟。

　　孩子只要是在正常、均衡进食的情况下，经常锻炼身体，就能获得良好的生长发育。因此家长要杜绝盲目给孩子使用保健产品的行为，也不要给孩子吃人参、蜂王浆等大补之物，尤其是将要进入青春期以及正在青春期发育过程中的孩子，更不能随意、长期进补。除此之外，妈妈在当初怀孕状态时，也不能进补含激素的产品，以免对宝宝产生影响。

　　饮食要与运动相配合。孩子天性好动，运动能很好地促进身体的发育。运动不仅可以帮助孩子更好地吸收食物中的能量，还能消耗孩子体内多余的能量，从而控制体重，减少性早熟发生的概率，因此家长要鼓励孩子参加室外活动。

环境预防。家长要保持孩子生活环境的卫生，避免让孩子长期生活在污染严重、含有激素类垃圾的周围；最好在家里给孩子做饭，减少带孩子外出吃饭的次数。此外，家长自身需要做好预防孩子性早熟的准备，清楚什么东西中含有激素，并将其放于孩子接触不到的地方；同时也要对孩子进行教育，告诉孩子不可接触的物质及其原因。关于网络信息的传播，家长尽量为孩子建立干净的网络环境，比如把孩子的手机改用学生模式等；还要给孩子科普生理发育的常识，以免孩子在好奇心下自行获取"知识"。

当孩子性早熟已经发生时，家长也不要紧张，有效的治疗措施可以很好地控制性早熟的发展。除了干预诱因、控制性早熟趋势之外，治疗主要还是从孩子自身出发。

肾阴虚的孩子会有口渴、面部潮红、盗汗、五心烦热、便秘、舌红少苔的表现，治疗以滋肾阴为原则，可以给孩子吃枸杞山药粥。枸杞子是补肾益精的良品，性平、味甘；山药同样性平、味甘，是"上品"药，除了出名的健脾作用之外，还能益肾填精，很多虚损性疾病都可加入山药治疗。

肾阴虚，也就意味着阴不敛阳，那么就会有虚火。若孩子体内虚火旺盛，可以在滋肾阴的粥中加入少量苦寒、清下焦热的黄柏。而牛羊肉、辣椒等温燥助热的食品则尽量少吃。

肝郁化火引起性早熟的孩子常有胸胁胀痛，性格急躁、容易生气的症状，或者情绪不舒、舌红苔黄的症状。这时治疗宜用疏泄之法，可以给孩子用陈皮、枳壳、白芍泡水喝。陈皮辛、苦、温；枳壳苦、酸、微寒，可以行气解郁；白芍苦、酸、微寒，能养肝阴。若孩子肝火旺盛，口苦、咽干等症状明显，可以加入泻肝胆火的龙胆草。

脾虚痰湿的孩子体型偏胖，一般不爱动，常会有食欲减退、便溏的表现，这类孩子舌苔一般偏腻。治疗应以健脾祛湿为主，可以给孩子吃茯苓陈皮苡仁粥。这三味药均能入脾经，其中茯苓甘、淡、平；薏苡仁甘、淡、微寒，可以健脾、利水渗湿；陈皮辛、苦、温，可以理气燥湿。三者搭配，既能健脾，又能除湿，正适用于脾虚痰湿型性早熟。

若是其他疾病引起的假性性早熟，以其他疾病的治疗为主。导致孩子体内激素变化的"凶手"去除了，孩子的性早熟趋势便可以控制住了。

除了孩子身体上的治疗，心理上的疏导更是必不可少的。父母要将一些医学知识普及给孩子，让孩子知道，所有人都有第二性征发育的阶段，性早熟只是将这个阶段提前了，进而解除孩子思想上的顾虑、不安与自卑；若是女孩子发生了性早熟，妈妈要耐心指导孩子护理的常识，保护好自己的身体；若孩子的心理问题已经影响到了学习、生活，家长一定要及时发现，陪伴孩子，并帮助孩子疏导情绪。

·孩子长痤疮，根源究竟是什么

青春期孩子脸上长痤疮的现象是十分常见的。经过对门诊青春期孩子的观察，将近半数的孩子都饱受痤疮的烦恼，而且多数孩子对脸上的痤疮表示深恶痛绝，恨不得刚长就挤掉。如此大范围、发作率高的痤疮为什么会出现在孩子青春期阶段呢？

可能有的家长还不知道什么是痤疮，它说白了就是各种类型的痘痘，粉刺、丘疹、脓疱、结节、囊肿等都算痤疮，其中发生在青少年的年龄阶段的痤疮，又叫"青春痘"，最常出现的部位是脸和胸、背部。孩子的青春期正是开始注意自己外在形象的阶段，反复发作的痤疮及其留下的瘢痕破坏了青少年的容貌，严重的可能会影响到心理健康，进而对其生活质量、学习质量产生危害。因此，必须找到造成青少年痤疮的"凶手"。

很多家长认为孩子长痘痘的原因是体内有毒素，还有部分家长看到孩子脸上红肿的痘痘认为孩子体内有火，可能是最近吃辣的上火了，等等。究竟孩子为什么长痘痘呢？这些说法都有道理，但又都不全面。

痤疮发生的原因很复杂，是很多因素相互作用的结果，包括外界环境的刺激、摄入的食物以及孩子自身的状态。吃了过多辛辣、油炸食品属于饮食的原因；体内有火、有毒素属于孩子身体所处的状态；因脸上护肤品的刺激而诱发的痘痘属于外环境作用的结果。也就是说，引起青少年长痤疮的"凶手"在每个青少年身上都是不一样的，不能一概而论。

　　饮食、环境与青少年的身体三者相互作用，诱导了体内雄激素水平的增多，皮脂腺分泌旺盛，皮脂瘀积在毛囊内，这个封闭的环境正是微生物最喜欢的，它们进行繁殖后引起感染，就会引发痤疮。因此，体内的微环境是痤疮发生的温床，而不良的饮食、生活习惯等多种因素是痤疮发生的必不可少的条件。

　　饮食问题是引起痤疮的主要因素。随着生活水平的提高，很多疾病都是因为饮食而引起的。大人的很多病也是吃出来的，比如最常见的高血糖、高血压、高血脂等；孩子长期吃高脂肪、高糖、辛辣的食物，以及常食肉类或饮全脂牛奶、脱脂牛奶等都会增加痤疮发病的风险。

　　脂肪类的食物会刺激体内雄激素的分泌，进而促进皮脂腺的分泌与皮脂的堆积，从而诱发痤疮。因为肉类中尤其是红肉类，包括牛羊肉、猪肉等，都富含脂肪，所以要控制摄入的量。

　　很多孩子爱吃饼干、糖果、巧克力等含糖量高的零食，这也是诱发痤疮的高风险因素之一。糖分本身就易促进痤疮发作，而且当体内摄入糖分过多时，吸收不了的糖分就会变成脂肪储存起来，多余的脂肪增加了皮脂腺分泌的负担，容易引起痤疮的发生。

　　辛辣食品刺激孩子体内的血管、神经，进而促进皮脂腺的分泌。而全脂牛奶、脱脂牛奶以及一些其他乳制品中可能含有多种刺激痤疮形成的激素，它们中含有的一些蛋白质、酶等是痤疮形成的条件之一。

　　长期饮食不节制，嗜食肥甘厚味、生冷之品，孩子的脾就会受到影响，其运化能力减弱，长期下去体内生湿，湿聚于脾胃则消化不良，聚于胸膈则胸闷气不畅，聚于头窍则头晕流涕，聚于体表则易生疮疡等皮肤性疾病。因此，饮食是引起痤疮的一大"凶手"。

外界环境的刺激是促进痤疮发生发展的重要因素。随着现代生活方式的改变，很多孩子或因为学习的压力，或因为过度的娱乐等，入睡时间越来越晚，常在晚上11点以后才睡觉，睡眠不足十分影响孩子身体的发育。晚上是激素代谢最旺盛的阶段，这个时段不睡觉就会引起体内激素以及一些相关的炎性因子分泌增高，例如皮质醇等，在它的刺激下容易诱发痤疮。

子时是我们身体阴和阳相交接的时刻，也就是晚上的11点到第二天凌晨的1点，这时候是入睡的最佳时刻。若晚于这个时间入睡，孩子体外的阳气没有进入到体内，就会导致阳气的发散，从而消耗阳气；同时，阳气散发于外时，反过来还会引起孩子入睡困难。长期下去，打破了身体的昼夜阴阳节律，就会影响到机体器官的功能，从而导致痤疮等一系列问题的发生。

护肤品、化妆品使用不当也是痤疮发生的原因之一。青少年大多还不具备根据自己肤质特点选择合适护肤品的能力，如果自身是油性皮肤，但却随便使用了家长的护肤品、化妆品，尤其是粉质类护肤品、化妆品，就会堵塞毛孔，影响皮肤的新陈代谢，进而产生痤疮；还有的护肤品、化妆品中含有一些对皮肤有害的化学成分，长期使用会刺激皮肤引起痤疮。

诸多案例显示出油性皮肤的青少年痤疮发病率高。这是因为油性皮肤的青少年更容易生成皮脂，而皮脂分泌过多就会阻塞皮脂腺，从而为微生物的繁殖创造了条件。因此油性皮肤的孩子应该加强皮肤的清洁工作。

以上所述就是青少年痤疮发生的危险因素，家长应根据孩子的生活环境、饮食及孩子的体质基本情况综合判断，找到自己孩子发生痤疮的最可能的诱因，进而在相应的环节采取合适的干预手段，有效抑制痤疮的发展。

·孩子长痤疮，摸清原因再治疗

很多家长把孩子长痘痘等同于"上火"，事实上这样的想法是错误的。我不论是在门诊还是在本书中都多次强调，孩子生病了，一定要"辨证"，不能盲人抓瞎，一棍子乱打，痤疮也是这样。家长大可不必为孩子长痤疮而烦恼，这恰恰是孩子身体向我们传递的信号。通过这个信号，家长可以更进一步了解孩子的身体状况。

之前有这样一个小姑娘，十多岁，脸上长了痤疮，妈妈安慰孩子就是上火了，给孩子买了去火药来吃，结果痘痘没下去，孩子倒是开始拉肚子了。

家长找我开治拉肚子的药，我了解了孩子的病史后，就对她说，停掉手里正在吃的去火药，给孩子熬顿粥就可以了。这个家长却问我，停掉药后，孩子脸上的痘痘怎么办。我告诉她，你的孩子脸上长痘痘是脾虚、体内有湿热的缘故，单单用去火药仅仅解了燃眉之急，但痘痘并不会就此罢休，反而会再次发作。于是我给她开了个针对孩子体质的小方子，家长才满意而去。一段时间过后，家长再来找我，说自己家孩子脸上不再长痘了，而且面色特别光亮，看起来很有精神。

这个案例给了我们一个什么启示呢？就是无论孩子生了什么病，都要用辨证的态度去对待，不能看到孩子感冒就给他吃感冒清热颗粒，发现孩子长痘就给孩子吃去火药。而怎么辨证分型是关键。痘痘的发生除了上节我们说的诱因外，更重要的是，孩子内在的变化为痤疮的发作打下了基础。那如何通过外在的"痘痘"表象来推断出内在的实际情况呢？这就需要家长拿出非凡的观察能力了。

青春期痤疮大致分为几种类型，分别对应了咱们身体的五脏。这要求我们运用"整体观念"来分析孩子身上出现的所有异常症状，而非局限于脸上的痘痘，不能把痘痘和溏便、口渴、食欲不佳等症状分割开来。

肺经风热型痤疮相当常见，这样的痤疮发作较快，以粉刺和红色丘疹居多，可伴有疼痛。除此之外，孩子还有面部潮红，鼻息热，口干或者咽痛，大便不通，舌红苔薄黄，脉数等表现。

肺主皮毛，肺和皮毛就像家人，两者是休戚相关的。在生理上，肺与皮毛相互联系络属，体内的气血津液等营养物质通过肺的宣发肃降功能布散至皮毛，皮毛接受气血的润泽才能柔韧、坚固，腠理才能致密；而皮毛同样作为最外层的屏障可以通过汗孔的开合、腠理的疏密来保护里面的肺脏。在病理上，肺与皮毛也是相互影响的，当在表的皮毛受到外界邪气的攻击，就会通过两者之间的经脉联络传给肺，导致肺热或者肺气郁闭等。当在身体深处的肺脏发生疾病时，也会通过两者之间的联系在皮毛上体现出来，比如长痘痘或者皮肤颜色变化等。

为了供应青少年时期身体发育所需的能量，青少年的体内大多是属于气血充足、阳热有余的，那么当外邪侵袭皮毛时，正邪交争于肌表，肺卫之气被郁，就会进一步化热，而青少年体内本就阳热充足，再加上郁热，热势盛，超过了正常的限度，体内就会做出防御措施，自发将热往外面的皮毛之处排，进而导致痤疮的发生。因此，这类痤疮治疗的关键是帮助孩子疏泄体内郁积的热。

肝郁火旺型痤疮也较为常见，这与孩子青春期阶段的心理、情志变化有密切的关系，多伴有急躁易怒或情绪压抑，孩子形体大多偏瘦，面色黄暗、无光泽，有时还可能伴有胸胁胀痛或乳房胀痛。

肝主疏泄，喜条达，恶抑郁。肝的特性决定了肝具有调畅情绪的功能，但反过来情绪的郁积不舒也能抑制肝的功能。而青春期的孩子或因为学业压力，或因为人际交往，或因为攀比之心，或因为早恋问题等很容易有情绪不畅的现象，情绪一旦积压不疏通就会进一步妨碍到肝的正常工作。

《黄帝内经》中表述肝经循行路线为"连目系，上出额，与督脉会于巅"，它的支脉"从目系，下颊里，环唇内"，也就是说肝经经过前额、面颊、口唇周围等部位。当孩子情志不舒，肝受到抑制就会肝郁，肝郁久化火，火挟肝经上行至头面这些部位，就会发生痤疮。

痤疮的发生与心的关系也相当密切。心主血脉，藏神。这种类型的痤疮多发生在女孩身上，因为青春期女生很容易因学习压力大而思虑过多，进而影响到睡眠。长期下去就会消耗心神，煎熬阴血，导致阴血不足，虚火上攻，就会出现痤疮。这样的痤疮多有红肿、疼痛的表现，还伴有面色潮红、五心烦热、失眠的症状，舌头颜色红，尤其是舌尖红，脉多细数。此状况下的孩子需侧重于养心神、补阴血，兼适当地清虚火。

脾的运化功能失常是痤疮发生的关键因素之一。脾运化水谷，也容易被饮食所伤，运化失司，就无法将水液布散全身，进而聚水成湿，湿容易阻滞气机，气机不通就会郁而化热，湿热互结，聚于皮毛，就会引起痤疮。这类痤疮个儿较大，容易起脓疱，脸上较为油腻，体型偏胖，舌头胖大，脉滑，且经常伴有大便的异常。

如果发现痤疮长时间难以消除，颜色偏暗，痘痘呈囊肿性，按着偏硬，有疼痛感，就属于血瘀型。此外，还有面色晦黯、口唇发绀、舌紫暗或有瘀点、瘀斑、脉涩等表现。这是因为气血湿热等因素长时间郁结，气不行，血不通，聚而成瘀。

痤疮的反复发作往往责之于肾。肾藏精，是一身阴阳的根本。青少年往往起居不时、饮食不节、情志过度，这些因素均会影响气机的运行，气机郁滞，郁久化热，耗伤阴津，阴津不足，相火妄动，在外则表现为痤疮。另侧而言，若日久损伤肾阴，肾阴不足则敛精无能，精液不走常道，皮肤濡养失常，则会出现痤疮。而且，中医的"肾"与内分泌功能密切相关，肾的阴阳平衡失调则会影响机体的内分泌，雄激素的产生和分泌也会受到影响，进而导致痤疮的发生。

·孩子长痘痘，试试这些小方法

当孩子脸上长痤疮了，可不可以给孩子挤掉？还应该注意哪些事项？能不能不吃西药治疗？这些问题在这一节都会一一叙述。

首先，当孩子面部长痤疮时，家长要告诉孩子保持好面部的清爽与洁净。我在前面提到过，痤疮的本质是皮脂腺拥堵，皮脂堆积，造成微生物的繁殖，所以当痤疮发生时，最不能做的就是涂抹化妆品遮挡痤疮，否则就会为了一时的美丽而加重痤疮的生长趋势。因此，要注意做好皮肤的清洁，保持皮肤的清爽，让皮肤没有多余的负担。但同时还要控制好这个度，不能追求过分干净，否则会伤害到皮肤的保护层，使皮肤变得脆弱。

其次，要从容易诱发痤疮的因素入手。饮食是导致痤疮发生的常见因素，而且当痤疮已经发生时，即使不是因为饮食引起的，也要控制好饮食的摄入，否则会使痤疮进一步加重。饮食要以清淡为佳，水果、蔬菜都是皮肤的保护性因素，可以适当多吃一点，以保持大便的通畅，让邪有出路。尽量少吃容易诱发痤疮的生冷、油腻、辛辣、高糖以及油炸膨化食品。

充足的睡眠、良好的心态，同样是促进痤疮痊愈的有效条件。家长要培养孩子晚上 11 点前睡觉的好习惯，不要给孩子施加太大的精神压力，尽量理解孩子，学会与孩子交流沟通，站在孩子的角度帮助他们解决问题。

有很多孩子看见痘痘会想要挤掉它，事实上这样的做法是错误的。对痤疮的挤压不仅可能引起局部的感染，还可能造成痤疮愈合后瘢痕的出现，尤其是炎性期正处于红肿状态的痤疮。正确的做法是不要过多触碰痤疮，若是囊肿型或者脓疱型的痤疮则可以通过排脓促进其恢复，但这样的操作应该寻求医生的帮助，采用三棱针或者火针在消毒状态下进行。

对于痤疮的中药治疗，则应根据证型来选择，不能全部采用"下火"的方式。

肺经风热型的痤疮本质上是肺卫被遏于肌表，体内热不得出，因此治疗的原则是解除肌表被邪气压制的情况，清除体内因阻遏而壅滞的热。金银花、连翘都是归肺经的中药，金银花甘、寒，连翘苦、微寒，两者放入沸水中稍煮5分钟，可以起到疏散风热的作用。同时，两味药都可以清热解毒、消痈散结，治疗皮肤上的痤疮、疖子等效果都很好。

如果肌表被遏，郁而化热，长期下去会导致肺热，进而影响肺的宣发肃降功能，痤疮发作相比肺经风热较重，这时应该清肺热。桑白皮是个不错的选择，它也是入肺经的中药，味甘、性寒，拿它泡水喝可以用于泻肺热。

谨记用于疏散表邪的药煎煮时间不能久，不然就会大大减弱，甚至丧失驱风散邪的药性。而且金银花、连翘、桑白皮都偏寒，家长注意不能让孩子喝太久，否则会对脾胃产生不好的影响。

还可以配合穴位的按摩。膀胱经的肺俞是肺的精气注入背部的部位；胆经的风池是一个祛风要穴；合谷是大肠经的穴位，肺经又与大肠经相表里，所以合谷可以治疗肺及肺经的疾病。三者都与肺有间接的联系，都是治疗肺的经验之穴。如果孩子体内热盛，痤疮病势严重，可以配合祛热要穴——曲池的按摩。

肝郁火旺型痤疮是因为肝气不疏或者肝火循行分布到了体表，因此治疗的目的应是行气解郁，兼清肝火。若痤疮以气郁为主，则可以用玫瑰花泡水喝。玫瑰花甘、微苦、温，归肝经、脾经，泡水喝可以行气解郁，治疗肝气郁结所致的胁痛、痤疮。

若肝火明显，则可以做荠菜饮给孩子喝。荠菜甘、凉，入肝经、脾经、肺经，可以利肝气、清肝火，是一个"护生菜"。它可以入药，也可以当作食材吃，煎汤、炒菜、做饺子馅均可，既美味又有药用价值，而我说的荠菜饮中药用价值更大一些。方法是取150克荠菜，洗干净，去根切碎，放入锅中，加入200毫升清水煎煮，煎到汤汁余100毫升左右时停止，分早、晚两次给孩子喝。

心阴血不足导致的痤疮则应以养心安神为原则，可以给孩子试试酸枣仁粥。酸枣仁甘、平，入心经、肝经，性质平和，能养心阴、宁心神，还能益肝血。取少量的酸枣仁来煮粥给孩子喝，能补充孩子因熬夜、思虑等原因消耗的心神。

脾虚痰湿型痤疮应健脾祛湿，可以煮苡仁粥给孩子喝，薏苡仁甘、淡、微寒，入脾经、胃经、肺经，既能健脾，还能利水渗湿。若痰湿日久聚积体内生热，湿热互结，浸润肌肤，也会导致痤疮等皮肤病。这类痤疮建议在苡仁粥中加入苦寒、清热燥湿的黄芩。治疗期间要注意尽量少吃牛羊肉、辛辣等温燥助湿热的食品。

血瘀型痤疮以活血化瘀为主，可以给孩子泡山楂水。山楂酸、甘、微温，入脾经、胃经、肝经，有行气、活血化瘀的功效。此外，适量的运动锻炼也能帮助气血流通，促进痤疮的痊愈。血瘀明显的孩子在舌卜能看到内条青筋，这时候可以给孩子在膈俞放放血，祛瘀血，生新血，能明显改善痤疮疾患。

若是肾阴不足导致的痤疮，可以给孩子煮枸杞粥。枸杞子甘、平，入肾经、肝经、肺经，能滋补肝肾、养肾精。不止痤疮，其他肾阴虚导致的疾病都可以治疗，例如失眠、月经失调等。

然而痤疮的发生往往不仅仅是一个原因引起的，因此它的证型也可能不单单是上面的某一种，而是两三种相互掺杂并见的。因此当家长发现吃了养生粥，却没有达到预期的疗效时，最好找大夫帮助辨证，进而采取相应的措施来防治痤疮。

·你的孩子近视了吗

眼睛是心灵的窗户，然而在竞争压力越来越大、电子产品广泛普及的今天，越来越多的孩子视力下降，戴上了眼镜。很多来门诊的家长都反映，孩子班级里近视的小朋友很多，尤其是初高中的孩子，近视的孩子所占比例更大。究竟为什么越来越多的孩子近视，怎么能让孩子摆脱厚厚的眼镜呢？

虽然近视的波及范围很广，但家长们真的了解近视吗？相信还有很多家长认为近视就是看不清东西，要戴眼镜。其实，很多小朋友的近视都是可以使用恰当的方法恢复过来的，但因为孩子和家人双方的不重视，所以使其伴随终生。

什么是近视呢？简单来说就是看不清远处的东西，而能看清楚近处的东西。究竟为什么会发生近视？最主要的原因是不合理的用眼方式，例如，长时间看书或玩手机，看书时光线不好，坐姿不端正，写字时头离桌面太近，等等。这些原因使得眼球形态慢慢发生了变化，进而导致了近视。

眼球是球状的，它最外面是角膜，角膜后面有房水，紧接着是晶状体、玻璃体，这些结构构成了眼球的屈光系统。看远处时，外界事物反射或发出的光线经过这个屈光系统，成像在视网膜上，就能看清东西了。而当看近处时，随着看东西的距离变短，眼球也随之调节，睫状肌收缩，晶状体变曲，使得眼球前后轴变长，这样的变化使光线进入眼球屈光后仍然能落在视网膜上，所以能清楚成像。

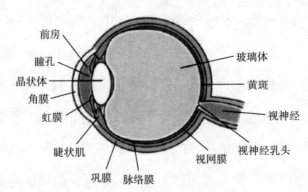

我们再来回想一下为什么会发生近视。孩子看书或者玩手机时间过长，孩子的视线长时间集中在近处，为了能看清楚东西，眼部长时间保持睫状肌收缩、晶状体变曲的状态，时间一久，这个形态变化就

不好恢复，再看远方的时候，本应该落在视网膜上的光线由于屈光度变强，就落在了视网膜之前，于是就发生了看不清远物的表现。

明白了眼睛成像的原理，家长就会对近视有更深的了解。近视绝大多数源于长时间近距离视物，那么再联想一下，如果能减少视近物而增加视远物的时间，近视是不是能够缓解呢？

我做过一些小调查，发现不近视的孩子户外活动或者运动的时间大多数都比近视的孩子多，喜欢外出绘画的孩子中近视的数目也很少。我有一个同事，同样不近视，我特意问了问原因。原来他家是内蒙古的，小时候每到放假时间就会去放羊，因此在上学期间用眼过度，经过假期都会调整过来。

所以户外运动是对我们视力的保护性因素之一。而且科学研究告诉我们，紫外线会刺激人体分泌一种特殊的物质，叫作多巴胺，它可以抑制眼球前后轴的增长，从而预防近视。不经常出去参加体育锻炼的孩子，一般体质较差，体质差的孩子发生近视的概率更高。

家长给孩子配眼镜时，经常有两眼度数不一样的表现。这又是什么原因呢？这代表孩子不仅长时间视近物，且在看东西时有不良的习惯，比如头距桌子太近、歪头、躺着看书等。这些因素使得两眼的使用程度不一样，那么近视的程度也就有所不同。因此在孩子开始学习后，家长要培养孩子良好的学习习惯，写字看书时端正坐姿，双眼看书距离要保持一致。

饮食的不合理也会导致近视。体内缺乏钙、铬等微量元素的孩子更容易发生近视。缺乏维生素 A、维生素 B_2 的孩子容易视疲劳，导致眼球的调节能力下降，也会进一步促进近视的发生。吃糖过多也能促使近视，因为糖摄入过多，会造成眼球内的渗透压变化，使眼球变形，进而导致近视。糖类代谢还会消耗体内的 B 族维生素、钙等，使眼球所需的必要营养因素缺乏，引发或加重近视。

现在孩子近视越来越低龄化，所以不要等孩子看不清楚东西时，才为孩子戴眼镜而心痛，而是应该从小预防其发生，防患于未然。

首先，养成良好的用眼方式是最重要也是最必要的。家长要帮助孩子端正写字看书的姿势，不要躺在床上、趴在桌上、歪头、坐车时看书，这些做法都会给眼睛造成压力，增加近视的概率。还要注意孩子学习的环境，光线不能太暗，看电视时不能太近，也不要在关灯的情况下玩手机或者看电视，否则容易导致视疲劳而促使近视发展。近距离用眼的话，隔 45 分钟要休息 10 分钟左右，可以向远处的树木、天空眺望，帮助眼睛恢复调节能力。

其次，要培养孩子每天户外锻炼 1 小时以上的好习惯。锻炼不仅可以增强体质，减少近视发生的概率；还能促进眼球的血液循环，增加眼球的血液供应；另外，能让孩子的视线远近兼顾，从而放松眼球，更好地保护眼睛。

合理的膳食搭配也是预防近视的有效措施。要让孩子保持营养均衡，拒绝偏食的坏习惯，注意吃那些含对眼睛有益的微量元素的食物，例如肉类、玉米、小米等食物中含铬较多，豆制品、牛奶中含钙较多。

这些预防手段需要孩子和家长一起努力，而不能仅靠家长单方面的监督，否则不能时时刻刻监督是一方面，另一方面还可能引起孩子的逆反心理。因此，家长要给孩子讲清楚近视的危害，让孩子能有自我保护与调节的意识。

需要提醒的是，孩子视力偏低就是近视吗？其实不是的。弱视、角膜炎、视网膜动脉阻塞、颅内肿瘤、青光眼等疾病都能导致视力的下降。所以当发现孩子看东西不清楚时，不要盲目给孩子配眼镜，而是要到正规医院做个检查，这才是负责任的表现。

·这些防治近视的误区，很多家长都有

为什么眼保健操天天做，眼镜天天戴，孩子视力还是在一直下降？这并不是特例，很多孩子有这样的问题，以致于家长对眼镜的态度是"嫌弃"的，甚至认为眼镜不能戴，否则戴上就取不掉了，眼镜越戴，视力越下降。

家长之所以会有这样的想法，是因为他们对眼镜没有一个正确、深入的认识，误以为孩子戴上眼镜就万事大吉了。这其实是不对的，对眼镜的认识，隐含了很多误区。

"我家孩子眼睛近视度数低，不需要戴眼镜。"大部分人都会有这样的想法。对吗？也对，也不对。如果在早期发现孩子近视时，而且是假性近视时，可以通过一些手段，来帮助孩子矫正视力。但这还有一个前提，治疗过程中孩子不能用眼过度，否则不会有太大的改善。

而且当发现孩子确实有看不清远物、眯眼、歪头等表现时，说明孩子看远物费力，眼睛容易疲劳。时间一长，视疲劳会加重，反而会

使近视更加严重。

"看黑板不清楚需要戴眼镜，看书就不需要戴眼镜了。"基于这样的想法，孩子频繁摘戴眼镜的情况经常发生，其实这也是不科学的。因为我们看远处的时候视线聚焦远，而看近处的时候视线聚焦近，这时候就需要眼睛做出一定的调节，将这个焦点调近。

近视的发生，其实就是因为眼球长时间自我调节，将自己调成了一个不费力看近物的状态，让我们在长时间看近物时更容易。但再看远物时，眼球长时间保持的这个状态难以恢复和调节，于是就看不清楚了。

戴眼镜使得我们的眼球重新开始"看远物－看近物"的调节，让眼球慢慢恢复调节能力，增加调节的灵敏度。

那么如果孩子看不清东西时戴眼镜，看得清就不戴，会有什么后果呢？答案是会加速近视的发展。因为眼球还处于容易看清近物的状态，看近物不戴眼镜的情况下，眼球不需要做出调节，眼球的调节能力得不到锻炼，近视自然不会减轻。所以长期坚持戴眼镜不仅不会加深度数，还会促进眼睛向视力正常改善。

然而有的家长会反映："我家孩子基本不摘眼镜，为什么度数还在上升？"这说明你的孩子戴上眼镜以后仍然保留着以前的坏习惯，比如长期看近物、用眼过度、书写姿势不恰当等。

有的家长或者是孩子自己认为眼镜戴时间久了会变成"鱼眼"。"鱼眼"指的是眼球向外突出的表现，近视程度越高，表现越明显。但这种现象绝对不是因为眼镜导致的，而是眼球自己因为视力下降得厉害而做出的改变。眼球的前后轴变长，眼球整体变凸，但眼球后面是骨头，没办法向后凸，只能向前凸，所以会有这样的表现，不能把它责之于眼镜。

"一副眼镜戴到坏。"这样的做法也是不可取的。孩子幼年到青春期这段时间，近视发展很快，所以一副眼镜不能满足孩子视物长期的需要；而且眼镜是通过它的曲度以及它与眼睛的距离来调节视力的，如果镜片损坏，造成曲度变化，或者眼镜的框架不牢固，影响眼镜和眼睛的间距，这些因素都会使眼镜对眼球的调节能力降低。因此，配戴眼镜以后，要每隔3个月进行眼镜的检查与保养，让其保持好矫正效果；若眼镜损坏，要及时修复或更换。

"现在近视没关系，以后做个近视矫正手术就可以了。"尤其在高中毕业填报志愿的时候，一些专业对视力有较高要求，所以有些家长会选择给孩子做一个近视矫正手术。殊不知近视矫正手术并非是一劳永逸的。

近视矫正手术并不能让孩子永远不近视。若术后仍然保持不好的用眼习惯，近视还是会发生。而且不是所有孩子都适合做近视矫正手术，因为近视矫正手术对视力的矫正是通过切除部分角膜组织实现的，如果孩子近视度数高，需要矫正的力度大，伴随的风险也大；如果孩子的角膜太薄，也不适合做通过切除部分角膜来矫正视力的近视手术。

此外，近视手术虽然帮孩子调整了视力，但原先因为近视变长的前后轴并没有恢复，也就是说近视度数高带来的其他病变风险并没有降低，例如视网膜疾病、青光眼等。简单地讲，就是孩子近视1000度，视网膜极易发生病变，即使做了近视手术，视力恢复到了1.0，视网膜病变的概率也并没有下降。

所以，不要小看一副眼镜，它的广泛使用是有科学依据的，之所以被误会"越戴度数越高"，都是因为家长对它不够了解，使用不够规范。一副合适的眼镜，配合规范的配戴方式，良好的用眼习惯，可以有效控制近视的度数，让近视发展的速度慢下来。

·眼保健操，中医的经典方法

青少年的近视多是假性近视，即功能性近视，通过休息以及一些预防治疗手段能够有很大程度的缓解。而中医口服汤药、按摩穴位、贴耳豆等方式，均对青少年的近视有很明显的治疗作用。

我们熟知的眼保健操是基于"治未病"思想提出的，它正是通过按摩穴位来调节视力的，其中包含了攒竹、睛明、四白、太阳、风池。攒竹在眉毛前端的凹陷处；睛明在内眼角稍外一点；四白在向前直视状态下眼球直下的眶下孔凹陷处；太阳在眉尾凹陷与外眼角连线中点向外1寸的凹陷处；风池在枕骨之下，胸锁乳突肌与斜方肌上端之间的凹陷处。

其中攒竹、睛明、四白、太阳均位于眼球的周围，中医讲"腧穴所在，主治所在"，因此这几个穴位对近视均有治疗作用。而肝与目密切相关，一方面肝开窍于目，另一方面，肝经系目系，所以近视可以从肝治疗。胆经与肝经相表里，且胆经的循行还经过眼睛，因此位于胆经上的风池也可以治疗近视。通过对这五个穴位的点揉，不仅可以疏通眼睛周围的经络，还能调动局部的阳气，加快眼球局部的血液运行，改善眼球周围肌肉的疲劳，促使眼球功能得到调节，从而缓解近视。

眼保健操遍及中小学，但还是有很多人认为眼保健操没有用。这是为什么呢？一方面可能是因为孩子在做眼保健操时应付了事，不认真做，或者不知道穴位的位置，操作错误，导致眼保健操无法得到应有的效果。另一方面，即使孩子认真做了眼保健操，但仍然有过度的不合理的用眼习惯，它对眼球的伤害超过了眼保健操的保健作用，因此近视仍然会发展。这和戴眼镜是一个道理，用眼习惯不改变的话，就仿佛"扬汤止沸"，下面柴火一直在烧，水就一直沸腾，一时扬汤只能缓解片刻，改变不了根本。

中医学认为眼之所以能看东西，必须有五脏六腑的精气滋养。五脏六腑通过经络将气血不断输送给眼球，从而维持眼睛看东西的功能，以及看东西所需的能量供应。

肝肾不足可导致近视，这种近视多是先天性的，先天体质弱，眼球的调节能力不够，因此容易发生近视。这类近视的孩子生长发育偏慢，还有部分会有腰酸、头晕耳鸣、容易尿床等表现。可以给孩子吃点枸杞粥，因为枸杞子不仅可以补益肝肾，还有明目的功效。

心脾亏损也易引起近视。心气不足则无以推动血脉运行，所以血液流动缓慢；而脾胃虚弱则气血生化不足，眼部缺乏血液的滋养，它的功能就会受到抑制，进而发生近视。这类近视的孩子会有乏力、气短、心慌的表现，还多伴有饮食及大便的异常。可以给孩子煮点茯神粥。茯神可以看作是茯苓的精华部分，它味甘、性平，入心经、脾经，能够补益心脾，更偏向于养心安神。

肝气郁结同样可以引起近视。肝开窍于目，肝系目系，肝气郁结就会随经络上行影响到眼，使眼的功能异于平常，进而发生近视。此类近视的孩子会有脾气暴躁易怒、口苦或头晕目眩的表现。可以给孩子喝点行气解郁的玫瑰花水。若肝郁化火，伤及津液，导致肝不藏血，眼睛没有受到肝血的滋养，就会有眼睛干涩的症状出现，长时间用眼会消耗肝阴，症状就会加重。可以给孩子喝点利肝气、清肝热的荠菜饮。

贴耳豆对近视的调控作用也是显而易见的。《黄帝内经·灵枢》中说："耳者宗脉之所聚也"，即耳朵与诸多经脉联系，能联络肝、心、脾等脏腑，是对人体全身的反射。可以选取心、肝、肾、脾、眼这几个反射区用王不留行子按压。

其中心主血脉，主神明，选取心反射区则血脉得通，神志得养，使眼睛有充足的血脉供应，还能使眼睛有神。肝开窍于目，且肝系目系，选取肝反射区则能调肝明目；肝肾常同源，选取肝反射区、肾反射区，能滋肝血、养肾精，精血互生，则能调节视力。而脾是气血生化之源，能通过脾的升清作用使眼睛得到气血的濡养。眼反射区即眼睛在耳朵上的投射区，近视是眼球的形态发生了变化，因此选眼反射区可以治疗近视。

贴耳豆后，要让孩子每天按压，以反射区处有疼痛酸胀感为度。建议不要揉，否则可能使王不留行子从反射区的地方偏离。

·孩子多愁善感，试试逍遥散

抑郁情绪是青少年阶段普遍存在的一种负面情绪，我们家长应该重视起来，及早帮孩子排解情绪，否则轻则影响生活、学习、人际交往，进而影响身体健康，导致食欲减退、失眠、月经失调、体重下降等，严重的可能会导致自闭，出现反社会行为，甚至轻生。

之前门诊来了一个 16 岁的女孩，瘦瘦的，脸上没什么表情，家长面带愁色，告诉我孩子有些抑郁，最近还老吃不下东西，夜里总睡不着，反应有点慢，问我有什么好办法。

我问家长，孩子抑郁之前发生过什么异常的事吗？家长说是因为孩子在学校偷偷谈了恋爱，最近分手了。我点点头表示明白，给孩子摸了摸脉，并开了汤药，同时让家长不必过分提及这件事，适当对孩子予以关心，带孩子出去散散心。

用药四周后孩子情绪得到了缓解，胃口明显改善，面色红润。六周后停服中药，此后仅让家长继续关怀疏导孩子。再次来门诊的时候妈妈十分高兴，告诉我孩子比之前活泼多了，成绩也上来了。

抑郁情绪的产生可能是多方面的原因，要想帮孩子疏导情绪，首先需要明确孩子抑郁情绪的源头。

青春期身体的变化可能导致抑郁情绪。当孩子进入青春期时，第二性征发育，身高也发生了变化，但有些孩子的心理发展适应不了生理发展，尤其是性早熟的孩子，在学习及与人交往中就会产生一些矛盾的心理，进而产生抑郁情绪。

青春期两性意识逐渐形成，男女之间的人际关系容易发生变化，而相对来说，女生更加关注以及依赖这种新的人际关系。当这一人际关系出现问题甚至破裂时，女生更加容易沉溺于消极情绪中，从而产生抑郁。

逐渐增大的学习压力也是导致抑郁情绪的一大原因。青少年逐渐拥有较强的主观意识，自尊心强，但因为社会经验少，抗压能力不够，当在学习上受到挫折，同时又受到家人和老师的批评时，就容易产生抑郁情绪。

家庭的养育方式也会对青少年的情绪产生影响，而且这个影响往往是巨大的。青少年社会经验少，但又有渴望独立、自由的意识，如果家长在担心之下对孩子的管理过于严格，处于叛逆期的孩子就很容易产生逆反心理。

而且青少年情绪较为敏感，有自己的小秘密，不希望把秘密以及在学校发生的不愉快的事情告诉父母，而这时候父母依然过分干涉孩子的生活，就会让孩子感到不被尊重，进而产生逆反情绪。

有的父母过分注重孩子的成绩，成绩一旦下降，动辄打骂，时间一长，孩子不仅会降低学习的兴趣，还会因为学习成绩不理想而产生紧张、焦虑等情绪。还有的家长对孩子过分溺爱、过度保护，孩子有求必应；结果孩子一旦在学校受到挫折，将会束手无策，陷入精神危机。

父母关系的和谐与否也是影响孩子情绪的一大原因。若父母经常吵架，或者父母离异等，都会给孩子的心理留下伤痕。

　　家长在孩子的成长中起着举足轻重的作用，而最能帮助孩子排解抑郁情绪的也莫过于家长，所以家长不光要看孩子身体上生不生病，情绪变化导致的心理问题更加值得关注。当孩子产生负面情绪时，家长要承担好自己的角色责任，及时帮助孩子疏导情绪。

　　首先，家长应该思考一下和孩子相处及交流的方式。家长和孩子之间的交流应该是相互的，而非单方面将自己觉得好的东西强加于孩子身上。家长应该把孩子当作大人来看待，以朋友的方式对待孩子，让孩子能理解父母的爱，进而愿意将父母当作坚强的后盾，愿意表达自己的情绪。

　　其次，家长培养孩子不能只抓成绩。要知道，一个成功的人并不是只有学习成绩好，人际交往能力、处理问题的能力、面对挫折的态度等都是应该考虑的。不能把孩子当作什么都不懂的未成年人看待，应该在自己处理一些社会问题时让孩子也参与进来，丰富孩子的社会经验，培养孩子的抗压能力，让孩子知道自己受到的挫折不算什么大事。

　　当孩子已经产生抑郁情绪时，家长的态度也很重要，过分关心或者置之不理，都可能加重孩子的抑郁情绪，要用一种接纳、开放的态度对待孩子，营造和谐、温馨的家庭氛围，让孩子能够在家里放松下来。

　　中医里抑郁属于"郁证"，它与五脏关系密切。五脏对应五志，怒伤肝、喜伤心、思伤脾、悲伤肺、恐伤肾，其中肝又主疏泄，可以疏泄气机、情志，因此，情绪的变化又与肝有相当大的关系。

　　青少年情绪波动大，五志过度，就会导致肝气郁滞，会有头晕目眩、失眠、胸胁胀痛等表现，可以根据症状口服逍遥散或者柴胡疏肝散等疏肝解郁。

若肝气郁滞日久，气郁化火，肝火旺盛，则会伤及阴津，导致肝阴虚。肝阴虚则易有口苦咽干、失眠加重等表现，那么疏肝的同时还要养肝阴，可以加入当归、白芍等滋阴药；若肝火伤及肾阴，造成肝肾阴虚，就会有五心烦热、腰膝酸软、月经不规律等表现，可以酌情加入熟地、枸杞子以滋补肝肾之阴，加入知母、黄柏以清虚热。肝气横逆犯脾，导致食欲不振、大便异常者，可以在疏肝的基础上加上茯苓、山药等健脾之药。

长期忧思过度，易伤及心脾，导致心脾两虚。这类抑郁的孩子会有失眠、乏力、心悸等表现，应该益气补血、健脾、养心安神，可以根据症状用归脾汤加减治疗。

若孩子长期悲哭，就会伤及上焦心肺，导致心肺气虚，孩子常表现为心悸、气短、乏力、怕冷、容易感冒、有痰等，应该补益心肺，根据症状用参芪补肺汤加减治疗。